Heidelberger Taschenbücher Band 45

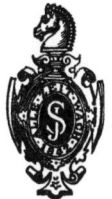

G. H. Valentine

Die Chromosomenstörungen

Eine Einführung für Kliniker

Mit 74 Abbildungen

Springer-Verlag Berlin Heidelberg New York 1968

Übersetzt von

Dr. Elisabeth Wolf

Institut für Rebenzüchtung
8700 Würzburg,
Residenzplatz 3

Titel der englischen Original-Ausgabe:
The Chromosome Disorders. An Introduction for Clinicians.
William Heinemann Medical Books Limited, London 1966

ISBN-13: 978-3-540-04188-7   e-ISBN-13: 978-3-642-95059-9
DOI: 10.1007/978-3-642-95059-9

Alle Rechte vorbehalten. Kein Teil dieses Buches darf ohne schriftliche Genehmigung des Springer-Verlages übersetzt oder in irgendeiner Form vervielfältigt werden.
© by Springer-Verlag Berlin · Heidelberg 1968.
Library of Congress Catalog Card Number 68-28523

Die Wiedergabe von Gebrauchsnamen, Handelsnamen, Warenbezeichnungen usw. in diesem Werk berechtigt auch ohne besondere Kennzeichnung nicht zu der Annahme, daß solche Namen im Sinne der Warenzeichen- und Markenschutz-Gesetzgebung als frei zu betrachten wären und daher von jedermann benutzt werden dürften.
Titel-Nr. 7575

Geleitwort

Mit der Zeit wird man sicherlich noch weitere Chromosomen-Anomalien auffinden, die mit bestimmten Krankheiten oder Defekten einhergehen. Die häufigeren chromosomalen Störungen jedoch und die Syndrome, welche sie hervorrufen, stehen bereits jetzt außer Frage. Darüber hinaus wurde die cytologische Technik der Chromosomen-Analyse weiter ausgebaut. Ein Großteil der menschlichen Cytogenetik ist nun der Forschung entwachsen und kann als Hilfsmittel für die klinische Diagnose dienen. Größere Krankenhäuser sollten daher — auf der Grundlage eines Konsultations-Service etwa — über einen Zugang zum Instrumentarium für Chromosomen-Analysen verfügen.

Damit ist nun keineswegs gesagt, daß der Bedarf an cytogenetischer Forschungsarbeit zurückgegangen wäre. Cytogenetik ist, im Gegenteil, notwendiger und schwieriger geworden. Es gilt nunmehr, Methoden zu entwickeln, um kleinere und kleinste, genetisch jedoch wesentliche chromosomale Anomalien zu erkennen. Ebenso dürften sich von Untersuchungen über die Wirkung von Chromosomen-Aberrationen auf Enzymsysteme und andere biochemische Relationen aller Voraussicht nach bedeutsame Ergebnisse erwarten lassen. Der Nachweis von Chromosomen-Anomalien als Ursache krankhafter Zustände beim Menschen erfordert eine sorgfältige Analyse aller derjenigen Faktoren, die während der Reifeteilungen und der Teilungen befruchteter Eizellen schädigend in die normalen Abläufe einzugreifen vermögen. Es sind dies nur einige wenige Beispiele vielversprechender Forschungsrichtungen innerhalb der menschlichen Cytogenetik, neben denen, unabhängig, ausgedehnte Chromosomenuntersuchungen in der Krebsforschung, in der Erforschung der Viren usw. laufen.

Erkennen wir also, daß ein wesentlicher Teil der *diagnostischen* Cytogenetik jetzt den Krankenhauslaboratorien überlassen werden sollte, wo sie gemeinsam mit vielen anderen cytologische Arbeiten, wie bereits festgestellt, nach Art eines konsultativen Service gehandhabt werden könnte. Diese gegenwärtige Entwicklungstendenz macht ein Buch, wie Dr. VALENTINE es geschrieben hat, notwendig. Menschliche Cytogenetik hat sich erst in jüngerer Zeit entwickelt. Die einschlägige Literatur umfaßt in vielen Zeitschriften hunderte von Veröffentlichungen, in denen häufig eine Terminologie verwendet wird, die nur Spezialisten auf dem Gebiet der Cytogenetik vertraut ist. VALENTINE spricht seine Mediziner-Kollegen in ihrer eigenen Sprache an und bedient sich dabei eines Stils, wie er in der medizinischen

Literatur nicht eben häufig angetroffen wird. Das Ergebnis ist ein Buch, das sich außerordentlich gut liest, das informiert und das in unkomplizierter Darstellung ein für viele Kliniker bedeutsames Spezialgebiet behandelt.

Der Arzt, der sich mit Entwicklungsanomalien befaßt, wird das Kapitel über die Hautleistenmuster begrüßen. Obwohl die Untersuchung der Hautmuster gegenüber der menschlichen Cytogenetik eine relativ lange Geschichte aufweist, findet sich im ausgelasteten medizinischen Ausbildungsplan nur selten Raum für Vorlesungen über die Analyse von Dermatoglyphen. Für manche Ärzte haftet der Interpretation von Hautmustern vermutlich ebenso etwas Geheimnisvolles an wie der Analyse von Chromosomensätzen. Da beide Untersuchungsarten häufig ein und dieselbe Person betreffen, finden sich beide logischerweise in diesem Buch vereint.

Ich freue mich, auf die glückliche und gewinnbringende Zusammenarbeit hinweisen zu können, die seit Jahren zwischen der Anatomischen Abteilung und den Klinischen Abteilungen der hiesigen medizinischen Fakultät besteht. Für die gute Zusammenarbeit zwischen Kinderärzten und Anatomen ist dieses Buch Beweis genug. Die Kontakte zwischen uns und den Klinikern machen die Arbeit im Bereich der Grundlagenforschung interessanter und lohnender als sie es ohne ein solches Einvernehmen wäre.

Ich hoffe, der Leser hat Freude an diesem Buch, dem ich Glück auf den Weg wünsche.

Department of Anatomy
University of Western Ontario,
London, Canada

MURRAY L. BARR, M.D., Ll.D.

September 1965

Vorwort

Heutzutage kann man kaum noch eine medizinische Zeitschrift in die Hand nehmen, ohne sich einigermaßen verwirrt Veröffentlichungen mit Abbildungen gegenüber zu sehen, auf denen kleine X-förmige Gebilde herumschwimmen, wie die Buchstaben in einer Terrine mit „Buchstabensuppe" oder in denen, zu Ketten aufgereiht, kleine Männchen tanzen. Der in der Zunftsprache geschriebene Text mit seinen Neologismen vermehrt beim Durchschnittsleser nur die Konfusion, und noch wäre in einer Vielzahl solcher Publikationen der Nachweis für die Bedeutung der dargestellten kleinen Körperchen zu erbringen. Natürlich vermögen auch einige diese seltsamen Texte zu lesen. Für die Mehrzahl jedoch besagen sie nicht mehr als die Hieroglyphen der Ägypter oder die Schriftzeichen der Babylonier.

Angeleitet von guten Freunden und Kollegen, die in der Materie bewandert sind, habe ich zu begreifen versucht, was diese kleinen Symbole bedeuten. Ganz verstehe ich sie ja immer noch nicht, bin aber doch so weit gekommen, etwas von dem zu erkennen, was dieser Hieroglyphen-Code aussagt. Dieses Buch stellt nun den Versuch dar, die mir zuteil gewordene Belehrung in einfacher Form weiterzugeben.

Ich bin kein Cytogenetiker. Ich bin klinischer Kinderarzt, der sein Geschäft mit allem treibt, was zwischen Warzen und Windpocken, zwischen Masern und Mongolismus anfällt. Ich erwähne dies, damit mir die Cytogenetiker verzeihen und meine Kollegen in den Kliniken Mut schöpfen. Jedem der ersteren sage ich, falls er zufällig an dieses Buch geraten sollte: „Legen Sie es sofort wieder hin. Seine Naivität würde Sie nur schockieren, das ist nichts für Sie". Und zu den letzteren würde ich sprechen: „Nur Mut! Wenn ich es verstehe, muß es doch zu begreifen sein".

Dieses Buch soll von unserem Wissen bis zum gegenwärtigen Zeitpunkt berichten. Es ist kein Werk der Gelehrsamkeit. Aus diesem Grund habe ich mich auch entschieden, es gewissermaßen im Konversationsstil zu schreiben. Wenn es gelegentlich so aussieht als wiederholte ich mich und wäre etwas weitschweifig, so nur, weil es mir persönlich schwer fällt, neue Ideen gleich auf Anhieb in den Griff zu bekommen. Meine Leser empfinden hoffentlich ebenso: ich ziehe es jedenfalls vor, durch die Entdeckung ermutigt zu werden, mehr intuitive Erkenntnis zu besitzen als man bei mir voraussetzt, statt voller Schrecken festzustellen, daß ich dümmer bin als es der Autor erwartet.

Der Mangel an Literaturhinweisen mag in einer Zeit geradezu ketzerisch erscheinen, in der jeder Satz eines medizinischen Buches anscheinend durch Zitate zu fragmentieren ist, wobei er allerdings durch Reihen eingeklammerter Autorennamen oder kleiner Ziffern etwas von seinem Ductus einbüßt. Dieses Buch ist ein Geschichtenbuch. Es bringt keine erschöpfenden Darstellungen. Um denjenigen behilflich zu sein, die mehr über den Gegenstand wissen möchten, habe ich eine Zusammenstellung von Veröffentlichungen beigefügt, die für mich selbst von Nutzen und von Interesse gewesen sind und die ihrem Text nach nicht zu schwer zugänglich waren. Wenn eines unter diesen vor allen empfohlenen Büchern vom Verleger dieses Buches herausgegeben wurde, ist das lediglich ein Zufall.

Natürlich ist dieses Buch ein Werk der Ausbeutung und des unerlaubten Nachdruckes. Die darin dargestellten Tatsachen habe ich, wie mir scheint, vielen Quellen entnommen. Meinerseits gab es ja keine eigenen Ergebnisse beizusteuern. Bei einander entgegengesetzten Fakten bin ich dem Weg des kleinsten Zwanges gefolgt, habe mir entweder einen der Standpunkte zu eigen gemacht oder meine Unkenntnis eingestanden. Diejenigen Experten, aus deren Arbeiten ich auf diese Weise gemaust habe, mögen mir meinen Diebstahl vergeben, selbst wenn es diesbezüglich an einer mit Dank verbundenen Anerkennung fehlt. Ich muß eingestehen: Das Buch ist das Werk anderer, aber geschrieben habe ich es, und die Fehler darin kommen auf mein Konto.

Dennoch muß ich gegenüber einigen meiner Freunde und Kollegen an dieser Universität meine besondere Verpflichtung zum Ausdruck bringen: Professor MURRAY BARR, Dr. DAVID CARR, Dr. HUBERT SOLTAN, Dr. EARL PLUNKETT, Dr. FRED SERGOVITSCH waren mir durch ihre Erklärungen zu meinen oftmals törichten Fragen eine große Hilfe. Sie unterstützten mich besonders bei der photographischen Illustration. Herr Professor BARR las liebenswürdigerweise das Manuskript, um sicher zu gehen, daß die darin verwendeten Vereinfachungen und Dogmen bei der Behandlung eines so vielschichtigen Gegenstandes um nichts schlechter sind als halbe Wahrheiten.

Vieles habe ich aus Veröffentlichungen von Dr. NORMA FORD WALKER, Toronto, Dr. IRENE UCHIDA, Winnipeg, Dr. CONSTANCE CLARKE und Dr. C. E. FORD, Harwell (England), Dr. M. FRACCARO, Pavia (Italien), Dr. D. G. HARNDEN, Edinburg, sowie denen von Professor P. E. POLANI, Dr. J. L. HAMERTON und Dr. N. D. SYMONDS, London (England) entlehnt. Ohne die umfassende Zusammenstellung über die Geschlechtschromosomen durch Dr. ORLANDO MILLER, New York, wäre ich tatsächlich verloren gewesen.

Auch Frau D. M. HUTCHINSON schulde ich Dank. Sie hat die ausgezeichneten Diagramme, Zeichnungen und Tabellen neu angefertigt oder reproduziert. Der Victoria Hospital Trust in London (Ontario) übernahm großzügigerweise die Kosten für diese Arbeit.

Mein Chef, Professor J. C. RATHBUN, zeigte sich außerordentlich tolerant gegenüber meiner Beschäftigung mit Chromosomen, die sich anbahnte, während ich vom Department of Health and Welfare und der Mental Health Foundation, Ontario, zusammen mit Professor CAROL BUCK vom Department of Preventive Medicine ein Stipendium für Untersuchungen des genetischen Mechanismus beim Down-Syndrom (Mongolismus) erhielt.

Keineswegs der geringste Dank gebührt meiner Sekretärin Frau HELEN FISHER, die dem Manuskript ihre bewährte und tüchtige Arbeit angedeihen ließ. Als die Aufforderung kam, dieses Buch zu schreiben, war sie es, die sagte: „Ich habe eine Hiobsbotschaft — für uns beide".

Department of Paediatrics G. H. V.
University of Western Ontario
London, Ontario

September 1965

Inhalt

Kapitel I
Die Zelle und ihre Chromosomen 1
Die Zelle 2
Die Chromosomen und der genetische Code 3
Die Geschlechtschromosomen 6
Die Autosomen 9

Kapitel II
Die normale Zellteilung 15
Meiose 15
Meiotische Prophase 19
Mitose 19

Kapitel III
Anomale Chromosomen 22
Inversion 23
Deletion (Chromosomen-Stückausfall) 24
Translokation (Chromosomen-Stückverlagerung) 24
Isochromosomen 25
Verzögerte Anaphase-Bewegung 26
Primäres Nicht-Trennen (Non-disjunction) 27
Sekundäres Nicht-Trennen (Non-disjunction) 28
Nicht-Trennen in beiden meiotischen Teilungen 29
Mosaikbildung 30

Kapitel IV
Hautleistenmuster (Dermatoglyphen) 34
Fingerbeermuster 34
Handflächenmuster 38
Die Fußsohlen 40
Beugefurchenmuster 42

Kapitel V
Störungen durch autosomale Anomalien 44
Mongolismus oder das Down-Syndrom 44
Die Häufigkeit des Mongolismus 47
Das klinische Bild 49
Fragliche Fälle von Mongolismus 56
Hautleistenmuster bei Mongoloiden 58
Die cytogenetischen Grundlagen des Mongolismus 65
Die Non-disjunction-Trisomie-21, der „reguläre" Mongolismus 66

Mongoloide auf Grund von „de novo-Translokation" 68
Mongolismus auf Grund einer „ererbten Translokation" 70
Die Entstehung von Isochromosomen und Mongolismus 75
Semi-Mongoloide mit partiellem Chromosomen-Stückausfall 75
Mongoloide Mosaikbildung 77
Mißbildungen, die gemeinsam mit dem Mongolismus auftreten 78
Das mongoloide Kind und die Rolle des Arztes 79
Erbberatung 83

Kapitel VI

Weitere Syndrome auf Grund autosomaler Anomalien 85
Das D_1-Trisomie-Syndrom 85
Das E-Trisomie-Syndrom 89
Das „Katzenschrei-Syndrom" 92

Kapitel VII

Kleines Repetitorium über die Geschlechtschromosomen 97
Geschlechtsbestimmung 99
Das X-Chromosom 101
Die Lyon-Hypothese 104
Das Y-Chromosom 105
Mosaikbildung 106

Kapitel VIII

Anomalien von Geschlechtschromosomen 108
Häufigkeit 108

Kapitel IX

Chromosomenanomalien im weiblichen Geschlecht 112
Gonadendysgenesie 112
Turner-Syndrom, XO-Karyotyp 112
Der cytogenetische Befund beim Turner-Syndrom 118
Die klinische Behandlung des Turner-Syndroms 120
„Turner-Syndrom" im männlichen Geschlecht 122
Primäre Fehlentwicklung der Ovarien und XX-Konstitution 123
„Reine" Gonadendysgenesie bei XY-Konstitution 124
Testikuläre Feminisierung, ein Syndrom mit XY-Konstitution 124
Polysomie des X-Chromosoms: Triple-, Tetra- und Penta-X (XXX, XXXX und XXXXX) 128

Kapitel X

Anomalien der Geschlechtschromosomen im männlichen Geschlecht . . . 132
Das Klinefelter-Syndrom 132
Das cytogenetische Bild beim Klinefelter-Syndrom 134
Klinische Behandlung des Klinefelter-Syndroms 137

Kapitel XI

Geschlechtschromosomen und Mosaikbildung 139
Mosaikvarianten beim Turner-Syndrom 141

Mosaikvarianten beim Klinefelter-Syndrom 142
Echter Hermaphroditismus 143
Ungleiche „identische" Zwillinge 143

Kapitel XII
Wohin geht der Weg? 144

Literatur 147

Sachverzeichnis 149

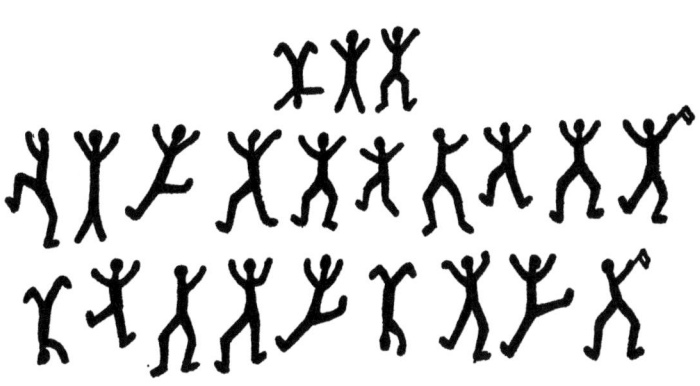

„Jedes Problem wird kinderleicht, wenn es einem erklärt worden ist. Hier nun folgt ein nicht erklärtes. Sehen Sie einmal zu, Watson, alter Freund, was Sie daraus machen können."

Verwundert betrachtete ich die seltsamen Zeichen auf dem Papier: „Das ist eine Kinderzeichnung, Holmes."

„So? Meinen Sie?"

„Was sollte es denn sonst sein?"

„Ich glaube, ich kann Ihnen zu einer Stunde ebenso interessanter wie nutzbringender Beschäftigung verhelfen", sagte Holmes, indem er einen Stuhl heranzog und verschiedene Blätter vor sich ausbreitete, auf denen in grotesken Ornamenten tanzende Männchen abgebildet waren.

Tanzende Männchen
ARTHUR CONAN DOYLE

(Die obigen Hieroglyphen stellen im Code der tanzenden Männchen die Elemente der „Chromosomstörungen" dar.)

Kapitel I

Die Zelle und ihre Chromosomen

Wie die gesamte Menschheit nach der Meinung einiger von Adam und Eva abstammt, so gehen alle Zellen eines Körpers auf die Vereinigung von Sperma und Eizelle, also der Gameten, zurück, aus deren Verschmelzung bei der Befruchtung die Zygote entsteht. Zahllose Generationen hindurch vermehrt sich diese erste Zelle myriadenfach, indem sie sich wieder und wieder teilt. In der Folge der Generationen schlagen die Zellen unterschiedliche Entwicklungsrichtungen ein. Sie erlangen verschiedene Gestalt und Funktion, wobei aus Einzelzellen Zellgruppen und aus diesen jeweils wieder Organe hervorgehen, die im Körper als Ganzem einem bestimmten Zweck dienen.

Am Ende wird dieser Körper zu einem Staatenbund von Organsystemen, jedes für sich aus einer dicht bevölkerten Gemeinschaft von „Zell-Bürgern" bestehend, die ihrerseits zum Gemeinwohl beitragen und ebenso, ihren unterschiedlichen Bedürfnissen entsprechend, Empfangende sind. Mit vollendetem Aufbau der res publica des Körpers ist jedoch die Zellvermehrung nicht abgeschlossen: in jeder Sekunde sterben 50 Millionen Zellen ab und 50 Millionen neu entstandener treten an deren Stelle.

Gesundheit und Wohlbefinden dieses Staatenbundes hängt vom richtigen Funktionieren seiner Zell-Bürger ab. Entsprechend den Erfordernissen des einen Organs muß ein anderes seine Produktion einrichten. Wie bei einem perfekten gemeinsamen Markt darf es weder Ausfälle noch Überproduktion geben. Könnten doch die Nationen dieser Erde so harmonisch zusammenarbeiten!

In diesem Buch wollen wir eine Gruppe von Störungen betrachten, bei denen erst in jüngerer Zeit bekannt geworden ist, daß ihnen sichtbare Strukturfehler in den elterlichen Zellen zugrunde liegen, die im Lauf der zahllosen Zellteilungen in aufeinander folgenden Zell-Generationen auftreten, so daß die Entwicklung des Körpers am Ende anomal verläuft und die Harmonie seiner normalerweise aufeinander abgestimmten Funktionen gestört erscheint. Dazu müssen wir zunächst einmal auf die Zelle selbst eingehen, die man nun schon recht gut kennengelernt hat, seit sie vor genau 300 Jahren erstmals von ROBERT HOOKE beschrieben worden ist.

Die Zelle

Ganz gleich ob es sich um die Zelle eines Menschen, eines Fisches, einer Pflanze, um die Zelle eines Blütenblattes, einer Leber oder der Haut, einer Wurzel, eines Gehirns handelt, allen Zellen sind grundlegende Strukturen gemeinsam, zu denen erst sekundär diejenigen Unterschiede treten, welche den Zellen im Hinblick auf ihre besondere Aufgabe zu eigen sind (Abb. 1).

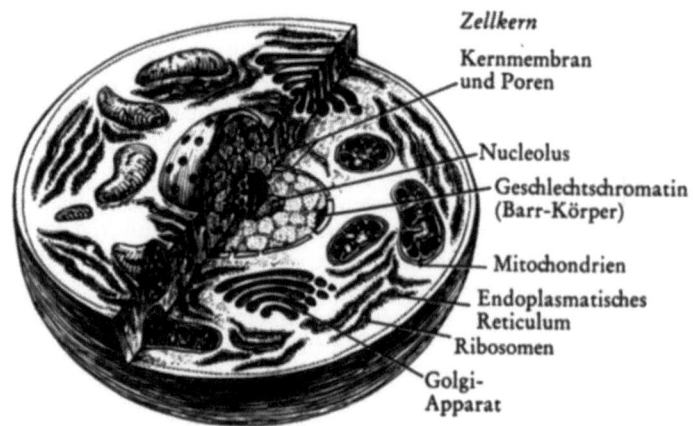

Abb. 1. Schematische Zeichnung einer typischen Zelle mit ihren Hauptbestandteilen. (Nach: The Cell, Life Science Library. New York: Time Inc.)

Da ist einmal die Zellhülle oder -membran, welche den Zellkörper umschließt, nicht ohne jedoch die für diesen lebensnotwendige Substanzen ebenso hindurchzulassen wie dessen Abfälle und die von ihm hergestellten Produkte. Den Zellkörper durchziehen winzige Kanäle, das endoplasmatische Reticulum, an dem, vergleichbar den Weinbeeren an der Rispe, die Granula der Ribosomen sitzen. In diesen Granula entstehen Proteine und Enzyme, welche entweder der Zelle selbst dienen oder nach außen befördert werden, um irgendwo anders ihren Zweck zu erfüllen. Vermutlich sind es die Durchlässe im endoplasmatischen Reticulum, welche den Transport dieser Substanzen innerhalb der Zelle gestatten. Ferner findet sich darin der Golgi-Apparat, der, wie ein Stoß Teller aussehend, als Verpackungsanlage und Warenhaus für die Zellprodukte fungiert. Schließlich gibt es noch die wie gedrungene Würste wirkenden Mitochondrien, die Kraftwerke der Zelle, in welchen Adenosintriphosphat (ATP), der Treibstoff für die Zellaktivität, hergestellt wird.

Innerhalb der Zelle und alle ihre Abläufe steuernd, liegt der Kern. Ohne seine Anweisungen würde die Zelle zu funktionieren aufhören.

Die roten Blutkörperchen stellen das Beispiel einer Zellart dar, die der Auffrischung, der Ergänzung und der Steuerung durch den vielseitigen Kern verlustig gegangen ist. Sie sind nicht einfach Hämoglobinbehälter, wie man zunächst annahm. Als sie noch einen Kern besaßen, verfügten auch sie über einen regen Stoffwechsel und enzymatische Systeme. Jedoch vom Augenblick des Kernverlustes an leben sie nur noch zum Schein. Die Aktivität ihrer enzymatischen Systeme läuft aus. Ihre Tage sind gezählt.

Seit langem weiß man, daß jede aktive Zelle eines jeden lebenden Organismus einen solchen Zellkern besitzt und daß dieser Kern Bestandteile enthält, die sich mit vielen Mitteln dunkel anfärben lassen. Außer in der sich teilenden Zelle erscheint dieses Chromatinmaterial auf den ersten Blick als unregelmäßig geformte, unstrukturierte Masse. Lange Zeit hat man auch verfolgt, wie dieses amorphe Chromatinmaterial während der Zellteilung sich zu einer Anzahl von stabförmigen Körperchen verdichtet. Diese Körperchen erscheinen nicht völlig scharf konturiert und treten, entsprechend der Art des Organismus, dem die sich teilende Zelle angehört, in jeweils konstanter Zahl auf. Es sind die Chromosomen.

Die Chromosomen und der genetische Code

Es wird angenommen, daß die Chromosomen aus Desoxyribonucleinsäure (DNS) bestehen, welche auf besondere Weise angeordnet, ihnen Form und Funktion verleiht. WATSON und CRICK klärten 1953 in ihrer Arbeit die komplexe Struktur des DNS-Moleküls auf. Es besteht aus sechs Teilen und läßt sich als Leiter darstellen. Die langen geraden Holme bestehen aus Phosphat und einem Zucker, der Desoxyribose. Dazwischen verlaufen die aus vier stickstoffhaltigen Basen zusammengesetzten Sprossen, nämlich zwei Purine, Adenin und Guanin sowie zwei Pyramidine, Cytosin und Thymin. Adenin an einem der Holme ist mit Thymin von der entsprechenden Position am anderen Holm verbunden, so daß beide zusammen eine Leitersprosse bilden. Guanin in Verbindung mit Cytosin stellt eine weitere Sprosse dar. Auf diese Weise werden die Sprossen dieser DNS-Leiter von den Molekülen der vier Basen gebildet, wobei jedes die halbe Sprossenlänge einnimmt. Es soll uns hier einmal nicht kümmern, daß die Leiter noch spiralig gewunden ist. Wir nehmen der Einfachheit halber an, sie verliefe gerade.

Die aus Purinen und Pyramidinen bestehenden Sprossen können in jeder beliebigen Folge und praktisch in unbegrenzter Abwandlung und Kombination zusammen auftreten. Fünfzehn solcher Sprossen lassen sich auf mehr als eine Milliarde verschiedene Art und Weise zusammenstellen.

Die Leiter, die ein Chromosom aufbaut, ist außerordentlich lang. In gestrecktem Zustand würde sie mehrere Zentimeter messen. Das ist beträchtlich, wenn man bedenkt, daß damit lediglich die Masse eines einzigen Chromosoms in nur einer Zelle gekennzeichnet ist. Die Leiter würde dazu einige Millionen Sprossen aufweisen. Die Zahl von An- und Umordnungsmöglichkeiten dieser Sprossen übersteigt jede Vorstellung. Die Wahrscheinlichkeit, daß zwei Menschen die gleiche Sprossenanordnung in ihrer DNS-Leiter besitzen, beträgt vielleicht 1 zu 1 mit 10 000 Nullen, sofern man hier überhaupt noch von einer Wahrscheinlichkeit sprechen kann!

Die Leiter ist jedoch nicht immer zu ihrer vollen Länge ausgezogen. Nach Art ausfahrbarer Feuerwehrleitern ist sie in Abschnitte unterteilt und kann ausgezogen, oder wie diese beim Transport zur Brandstätte, zu einem Stapel aus den einzelnen Abschnitten zusammengelegt werden. Jedes dieser Segmente weist immer noch viele — vielleicht an 3000 — Sprossen auf und stellt eine Funktionseinheit des Chromosoms, ein Gen, dar (Abb. 2).

Das Chromosom ist also ein Strang aufeinander gestapelter DNS-Segmente, wobei jedes einzelne dieser Segmente, aus einer Leiter mit sehr vielen Sprossen bestehend, einem Gen entspricht, von denen schätzungsweise 15 000 in einem Chromosom gestapelt liegen.

Von diesen DNS-Segmenten, die bei jedem Individuum in besonderer Weise aufgebaut sind, nimmt man nun an, daß sie über Zellwachstum und Zellfunktion des betreffenden Individuums entscheiden. Auf Grund geringfügiger Verschiedenheiten, die ja auftreten müssen, wenn die Wahrscheinlichkeit einer Übereinstimmung derart gering ist, werden die Zellen eines jeden Individuums funktionell etwas anders ausgestattet als die entsprechenden aller übrigen, die je vor ihm gelebt haben oder in künftigen Zeiten der Menschheitsgeschichte je leben werden. Wenn wir in unserer Erscheinung, unserer Persönlichkeit, unserer Stärke, unserer Schwäche, unserem Lieben und unserem Hassen uns als Produkt der von unseren Zell-Bürgern geleisteten Arbeit begreifen, so ist jeder von uns einmalig, und jeder ist berechtigt, mit der Wahrscheinlichkeit von 1 zu 1 mit 10 000 Nullen zu sagen: „Niemals zuvor gab es und niemals danach wird es jemand wie mich geben. Diese in ihrem Aufbau einmaligen DNS-Leitern, dieses Entwicklungsmuster, das meiner Existenz zugrunde liegt, ist nur mir allein zu eigen."

Wie muß man sich nun die Abläufe im einzelnen vorstellen? Völlig begreifen wir sie ja nicht, aber ein wenig verstehen wir doch davon. Stellen wir uns einmal unsere langen ausgezogenen DNS-Leitern aller Chromosomen einer sich nicht gerade teilenden Zelle vor und denken sie uns mit einem feuchten Anstrich versehen, wobei für Adenin-, Thymin-, Guanin- und Cytosin-Moleküle verschiedene Farben verwendet werden sollen. Jede Sprosse erscheint dann zweifarbig, da ja jeweils zwei Basen zusammen eine Nucleotid-Sprosse bilden. Denken wir uns dazu eine zweite, nicht mit Farbe versehene Leiter längs der ersten derart, daß sich deren feuchte Farbe der neuen Leiter aufprägt. Auf

Die Chromosomen und der genetische Code

diese Weise erhalten wir eine Kopie der Farbenanordnung des Nucleotid-Musters der ersten Leiter. In der Zelle geht etwas Ähnliches vor sich. Ribonucleinsäure (RNS) wird mit dem langen DNS-Molekül der

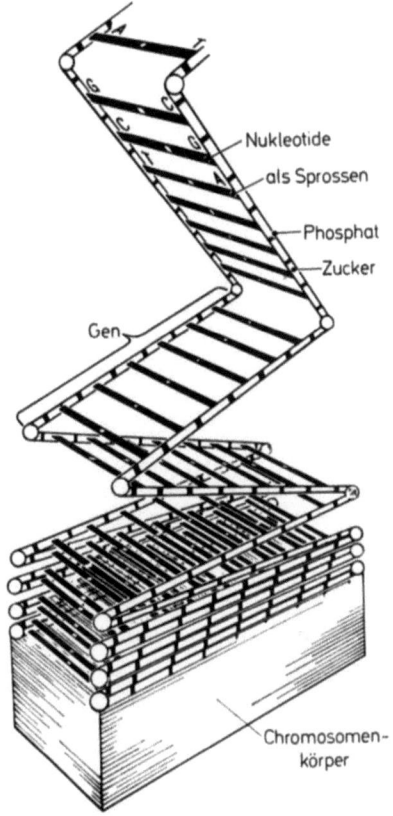

Abb. 2. Des Autors Vorstellung von der Art und Weise, in der Glieder aus Genen in einem Chromosom angeordnet liegen, das je nachdem ausgestreckt oder kondensiert sein kann. Um die Darstellung zu vereinfachen, verläuft die Leiter hier gerade und nicht wie üblicherweise angenommen, als Helix

Länge nach in Kontakt gebracht und übernimmt von diesem durch Abdruck den genetischen Code. Danach verläßt die RNS den Kern und trägt wie ein Bote den genetischen Code zu den Ribosomen. Dort werden, den codierten Vorlagen entsprechend, die Enzyme und Proteine der Zelle auf das genaueste ausgearbeitet. Beim Menschen unterscheiden wir einige zwanzig Aminosäuren, die auf etwa 1000fache Weise kombiniert und den Anweisungen des betreffenden genetischen Code folgend, die Proteine bilden. In jeder weiteren Zellteilung bleibt dieser genetische Code in der gleichen Weise erhalten, um dementsprechend die gleichen Instruktionen an die Zell-Kinder und -Kindeskinder weiterzugeben.

Die Geschlechtschromosomen

Während das Chromatinmaterial einer nicht in Teilung befindlichen Zelle zunächst weder eine besondere Form noch ein Muster erkennen läßt, stellten BARR und BERTRAM in London (Kanada) fest, daß sich eines der Chromosomen selbst auf einfach gefärbten Quetschpräparaten oder Schnitten vom Knäuel der zarten Fäden deutlich abhebt. Betrachtet man Kerne eines beliebigen weiblichen Gewebes näher, so fällt an vielen Zellen in Membrannähe ein dunkel gefärbter Körper auf (Abb. 3). Dieser Barr-Körper, wie er genannt wird, ist in den Kernen normaler männlicher Zellen nicht zu sehen. Er stellt demnach eine für den normalen weiblichen Körper kennzeichnende Eigenart dar.

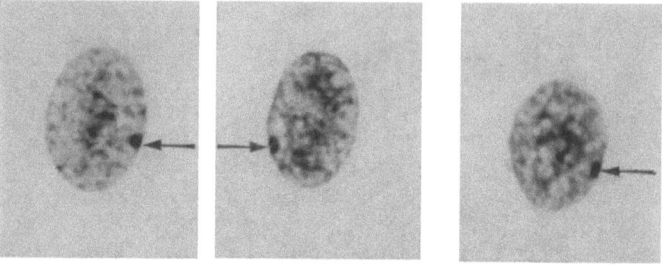

Abb. 3. Drei Zellen mit Chromatinkörpern (Barr-Körpern), welche der Kernmembran von innen längsseits anliegen. Eines der im Kern enthaltenen X-Chromosomen ist inaktiv und bleibt im kondensierten Zustand sichtbar. (Freundlicherweise von Prof. M. L. BARR zur Verfügung gestellt)

Lange Zeit hat man geglaubt, männliche und weibliche Chromosomen seien mit Ausnahme des einen Paares, das in Beziehung zur Determinierung des Geschlechts steht, von gleicher Größe und Gestalt. Der weibliche Körper weist in seinen Zellen zwei X-Chromosomen auf. Im genetischen Jargon sagt man: er ist XX. Die Zellen des männlichen Körpers besitzen ein X-Chromosom und als dessen Partner ein kleines Y-Chromosom. Der männliche Körper ist demnach XY. Ein Mann sieht männlich aus, er hat einen männlichen Phänotyp, weil er ein Y-Chromosom mit Genen besitzt, die offenbar die Entwicklung der Hoden bewirken, während er noch als Fetus im Uterus lebt. Seine embryonal angelegten Hoden ihrerseits bestimmen Bildung und Bau des sich entwickelnden Urogenitaltraktes. Fehlt das Y-Chromosom, so differenzieren sich die fetalen Hoden nicht. Der Körper entwickelt sich in der Folge in weiblicher Richtung, er erlangt ein weibliches Aussehen, einen weiblichen Phänotyp.

Sind zwei X-Chromosomen vorhanden, so nimmt man an, daß eines mit seiner ausgezogenen DNS-Leiter dünn und gestreckt unsichtbar im Kerninneren mit aufgeknäuelt liegt und seine genetische Aufgabe versieht. Das andere verharrt bei eng gestapelten Leitersegmenten mit verdichteter DNS. Es ruht und ist in diesem Zustand sichtbar.

Welches der beiden X-Chromosomen einer Zelle nun in Tätigkeit, welches dagegen genetisch inaktiv ist, scheint während eines frühen Embryonalstadiums, etwa zur Zeit der Implantation, rein zufällig entschieden zu werden. Der weibliche Körper besteht auf diese Weise aus zwei Zellpopulationen und stellt demnach ein Zellgemisch, ein Mosaik dar. In dem einen Zell-Typus verhält sich das eine X aktiv, während das andere — inaktiv — ruht. Im anderen Zell-Typus ist gerade das erste X inaktiv, während das andere seinen genetischen Einfluß geltend macht. Solange beide X-Chromosomen ihrer genetischen Konstitution nach einander entsprechen, macht sich die Ungleichheit der Zell-Populationen nicht nachweislich bemerkbar. Das braucht jedoch nicht immer der Fall zu sein.

Bei schildpattfarbenen weiblichen Katzen setzt sich die Haut beispielsweise aus zwei Zell-Populationen zusammen. Die eine Zone besteht aus Zellen, deren aktives X-Chromosom das Gen für schwarze Fellfarbe trägt, und daneben kann ein Bereich liegen, in welchem sich Zellen mit einem für orange Fellfarbe aktiven X-Chromosom befinden. Das schwarz-orange durchsetzte Fell solcher Katzen ist der Ausdruck einer Mosaikbildung auf Grund verschiedener Zell-Populationen der Haut.

Derartig ungleiche Zell-Populationen sind bei Frauen nicht ohne weiteres festzustellen. Es läßt sich jedoch nachweisen, daß im Prinzip hier die gleichen Verhältnisse vorliegen. Das Gen für Glucose-6-phosphatdehydrogenase ruft, wenn es nur in einem der beiden X-Chromosomen auftritt, die Entstehung von zwei unterschiedlichen Populationen roter Blutzellen hervor, deren eine das betreffende Enzym aufweist und daneben die andere, der es fehlt. Diese Erscheinung ist tatsächlich festgestellt worden.

Der Befund, daß eines der X-Chromosomen kondensiert und sichtbar oder, wie man auch sagt, heteropyknotisch ist, während das andere, völlig gestreckt und aktiv — als isopyknotisch bezeichnet — unsichtbar bleibt, bildet die Grundlage der von MARY LYON aufgestellten Hypothese, die den Namen Lyon-Hypothese trägt.

Danach läßt sich in einer menschlichen Zelle mit zwei X-Chromosomen eines davon als Barr-Körper nachweisen (Abb. 3). Zellen eines normalen XY-Individuums besitzen keine Barr-Körper. Hierin liegen diagnostische Möglichkeiten. Beispielsweise könnten die Eltern eines heranwachsenden Kindes sagen: Maria hat ihre Periode immer noch nicht. Beide sind nicht im Zweifel darüber, daß Maria ein Mädchen ist, da sie entsprechend aussieht. Der Endokrinologe würde dann feststellen: Ich finde bei der Patientin keine Hinweise auf Ovarientätigkeit, die in diesem Alter bereits nachweisbar sein müßte. Ich vermute daher, Maria hat keine weiblichen Gonaden, wenn sie auch ohne Zweifel ein Mädchen ist. Der Cytologe entnimmt dann Maria ohne besonderen Aufwand und ohne ihr im geringsten wehe zu tun, etwas Mundschleimhaut, fixiert, färbt und untersucht die Zellen und deren Kerne. Sein Befund lautet: Ich kann in diesen Zellen keine Barr-Körper feststellen. Maria ist nicht XX. Die Eltern hatten zwar recht gesehen: Maria erscheint ihrem Phänotyp nach als ein Kind weiblichen Geschlechts. Recht hatte auch der Endokrinologe, denn es läßt sich bei der Patientin keine Ovarialtätigkeit nachweisen. Aber es war der Cytologe, der die definitive Diagnose stellen konnte: In den Zellen dieses Mädchens fehlt eines der X-Chromosomen, ein Partner dieses Chromosomenpaares, von denen beide erforderlich sind, damit sich die Ovarien differenzieren können.

Ein weiterer Weg, um die Zahl der X-Chromosomen — allerdings mit etwas geringerem Sicherheitsgrad als durch den Ausstrich der

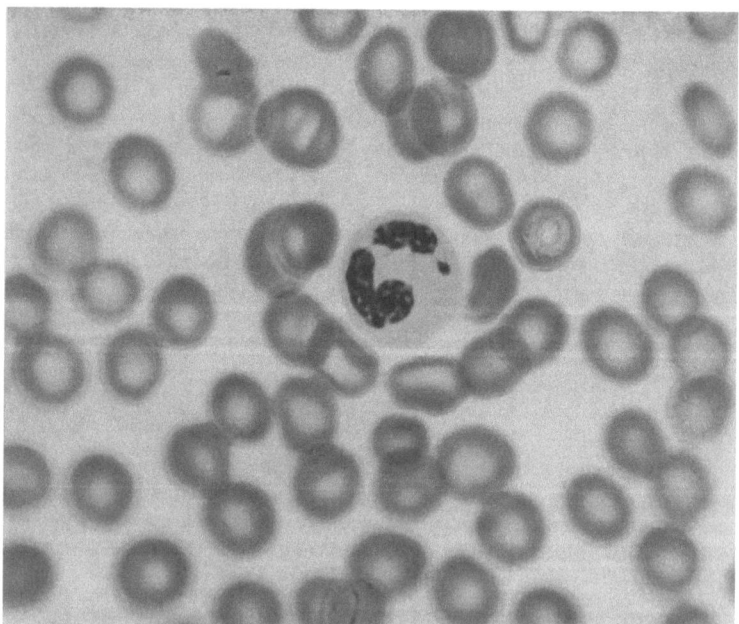

Abb. 4. Segmentkerniger Leukocyt mit einem „drumstick" (Trommelschlegel) im weiblichen Blut, wie er sich bei einem kleinen Teil der Polymorphen findet. In männlichen Individuen treten sie nicht auf. (Nach einem Präparat von Prof. M. L. BARR)

Mundschleimhaut — leicht zu ermitteln, besteht in der Untersuchung der segmentierten Kerne polymorpher Leukocyten aus dem peripheren Blut. Im Jahr 1954 entdeckten Davidson und Smith in ihren Ausstrichen, daß zwischen 1 und 10% (im Durchschnitt 3%) der Polymorphen im weiblichen Geschlecht einen kleinen Anhang aufweisen, der die Form eines Trommelschlegels — eines drumsticks — besitzt (treffender wäre die Form vielleicht als „Federballschläger" zu bezeichnen), der aus der Masse der Kernsegmente herausragt (Abb. 4). Derartige Strukturen fehlen in den Polymorphen männlicher Zellen. Es erscheint der Schluß naheliegend, daß der kleine Anhang das kondensierte heteropyknotische X-Chromosom enthält.

Auf diese Weise läßt sich ein Blutausstrich oder der Abstrich einer Mundschleimhaut mit einem gewöhnlichen Mikroskop auf die Zahl vorhandener X-Chromosomen hin untersuchen: Es ist jeweils ein X mehr vorhanden als die Zahl der sichtbaren Barr-Körper oder der drumsticks beträgt.

Die Autosomen

Was die Ermittlung der tatsächlichen Chromosomenzahl des Menschen angeht, sind wir durch die leicht zugängliche mikroskopische Technik lediglich in der Lage, etwas über die Zahl der vorhandenen X-Chromosomen auszusagen. Um mehr über Größe, Gestalt und die Zahl aller Chromosomen zu erfahren, sind neue und genauere Methoden erforderlich, wie sie sich durch die Gewebekultur bieten.

Eines gilt für sämtliche Chromosomen: die geschlechtsbestimmenden wie alle diejenigen, welche nichts mit dem Geschlecht zu tun haben, die Autosomen, sind während der natürlichen Teilungsvorgänge in den Zellen sichtbar. Die Umrisse der Chromosomen sind jedoch nicht sehr deutlich. Bereits 1912 gab von Winiwater insgesamt 47 Chromosomen für den Menschen an. Als erster Versuch in dieser Richtung war dieses Ergebnis nicht einmal schlecht, ja sogar beinahe richtig. Painter gab 1923 dann 48 Chromosomen als die genaue Zahl an, und dabei blieb es irrtümlicherweise länger als 30 Jahre.

Um auf geeigneten Präparaten sich teilender Zellen ein klares Bild der einzelnen menschlichen Chromosomen zu erhalten, verwendeten Tijo und Levan 1956 Gewebekulturen von fetalen Lungen. Sie konnten einwandfrei nachweisen (und ihre Befunde wurden umgehend bestätigt), daß die richtige Chromosomenzahl des Menschen 46 beträgt.

Sehr bald wurden nun Methoden für Untersuchungen an Zellen auch von anderen, adulten Geweben entwickelt. Leider lassen sich nicht viele Gewebe in vitro züchten, aber es gibt inzwischen Methoden, um Knochenmark, Fibroblasten von Haut und Fascie und — am leichtesten zugänglich — Leukocyten des peripheren Blutes zu kultivieren. Letztere bieten den Vorteil, daß das Ergebnis innerhalb von drei Tagen vorliegt, während sich Kulturen von Fibroblasten erst nach einigen Wochen ausreichend entwickelt haben. Allerdings läßt sich im Fall der Fibroblasten viele Stunden nach dem Tod des betreffenden Individuums noch erfolgreich Gewebe entnehmen. Außerdem kann man das Material noch nach Versenden durch die Post kultivieren. Abgesehen von diesen Überlegungen, gibt es weitere Gründe, mehr als nur eine Gewebeart zu verwenden. Wir werden in anderem Zusammenhang noch darauf zurückkommen.

Die Kultur- und Untersuchungsmethode peripherer Leukocyten ist kurz die folgende: Heparinisiertes Blut wird unter besonderer Beachtung der Sterilität entnommen. Die Probe versetzt man mit Phytohämagglutinin, einem aus Bohnen gewonnenen Mucoprotein, das die Trennung von den Erythrocyten erleichtert und die Leukocyten zur Teilung und Vermehrung anregt. Nach dreitägiger Bebrütung in einem Kulturmedium (dem Antibiotica und fungicide Agentien zur Verhinderung von kulturfremdem Wachstum beigegeben werden können) fügt man Colchicin hinzu. Die Zellteilung wird dadurch auf einem Stadium — der Metaphase — angehalten, in welchem die Chromosomen einzeln und deutlich vorliegen. Mit Hilfe einer hypotonischen Natriumcitratlösung quillt man die Zellen auf, um die Chromosomen darin noch weiträumiger zu verteilen. Ein Tropfen von dieser Kulturlösung kann dann entweder auf einem Objektträger mit dem Deckglas gequetscht oder als Ausstrich luftgetrocknet werden. Anschließendes Färben und Durchsehen der Präparate bei stärksten lichtmikroskopischen Vergrößerungen führt dann zu den in Teilung befindlichen Zellen mit den Chromosomen, wie sie uns aus den Abbildungen in den medizinischen Zeitschriften nur zu vertraut sind. Das Bild hat tatsächlich Ähnlichkeit mit der bei Kindern so beliebten „Buchstaben-Suppe" (Abb. 5). Jedoch wird man feststellen, daß es in diesem „Alphabet" nur zwei „Buchstaben" gibt. Mit ihrer etwa in der Mitte gelegenen Einschnürung, dem Centromer, gleichen einige einem X (was nun nicht etwa besagt, daß dies alles X-Chromosomen sein müssen), manche, mit einem fast terminal gelegenen Centromer, sehen mehr wie ein Y, wie ein „Wünschelknochen" aus (was wiederum nicht heißt, daß es sich dabei um lauter Y-Chromosomen handelt). Die beiden am Centromer zusammenhängenden Teile bezeichnet man als Chromatiden. Es ist wichtig, festzuhalten, daß es sich bei diesen beiden Chromatiden um die Abkömmlinge eines einzigen Chromosoms handelt. Die Regel lautet: ein Centromer — ein Chromosom. Die Abschnitte zu beiden Seiten des Centromers nennt man den langen und den kurzen „Arm" des Chromosoms. Beide sind selten von gleicher Länge.

Diejenigen Chromosomen, bei denen die Einschnürung jedesmal nahe ihrer Mitte liegt, bezeichnet man als metazentrisch, die mit dem nahe ihrem Ende zu gelegenen Centromer als akrozentrisch. Es gibt auch intermediäre Typen, die dann submedian oder subterminal genannt werden. Ihrer Größe nach liegen die Chromosomen zwischen etwa 1,5 µ und 7 µ.

Aus der Photographie dieser sich teilenden Zelle kann man die Chromosomen mit der Schere ausschneiden. Durch wiederholtes Ver-

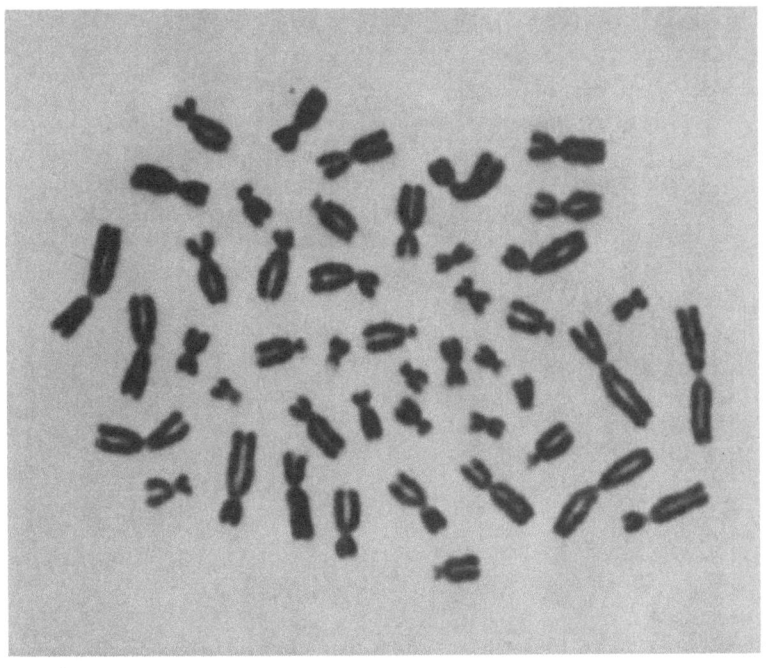

Abb. 5. Mikrophotographie einer in Gewebekultur gewachsenen Zelle, deren Cyclus während der Metaphase fixiert wurde. Jedes Chromosom besteht in diesem Stadium aus zwei Chromatiden, die am Centromer zusammenhängen. (Freundlicherweise von Dr. D. H. CARR zur Verfügung gestellt)

gleichen lassen sie sich, entsprechend ihrer Länge und der Lage ihrer Centromeren, paarweise anordnen, indem man lange metazentrische mit langen metazentrischen, lange akrozentrische mit langen akrozentrischen und kurze metazentrische mit ebensolchen kombiniert. Auf diese Weise kann man die Partner der einzelnen Chromosomenpaare einander zuordnen, und erhält im weiblichen Individuum insgesamt 23 Paare, also 46 Chromosomen. Darunter befinden sich 22 Autosomen-Paare, sowie das in der Länge beider Partner übereinstimmende Paar der Geschlechtschromosomen (XX), das als mittelgroßes Chromosomenpaar mit submedianem Centromer zu klassifizieren und das seinem Aussehen nach nur schwer — wenn überhaupt — von den übrigen submedianen zu unterscheiden ist. In der männlichen Zelle finden sich entsprechend 22 Autosomen-Paare, dazu ein unpaares mittelgroßes X mit submedianem Ansatz und ein kleines unpaares akrozentrisches Element, das Y-Chromosom. Auf den ersten Blick sieht das Y ebenso aus wie die restlichen vier Akrozentrischen. Es weist jedoch diesen gegenüber geringe Unterschiede auf: Seine langen Chromatiden-Arme sind etwas länger und dünner und liegen meist etwas näher zusammen als die der übrigen Akrozentrischen. Das weibliche Individuum besitzt demnach 44 einzelne, zu 22 Paaren einander zuzuordnende Autosomen plus XX, das männliche zu den 44 paarweise vorhandenen Autosomen XY.

Auf Grund einer 1960 in Denver (USA) von den Cytogenetikern getroffenen Vereinbarung werden die Chromosomen-Paare ihrer Länge und der Lage ihrer Centromeren entsprechend, in Gruppen zusammengefaßt. Jede dieser Gruppen führt einen Kennbuchstaben, jedes ein-

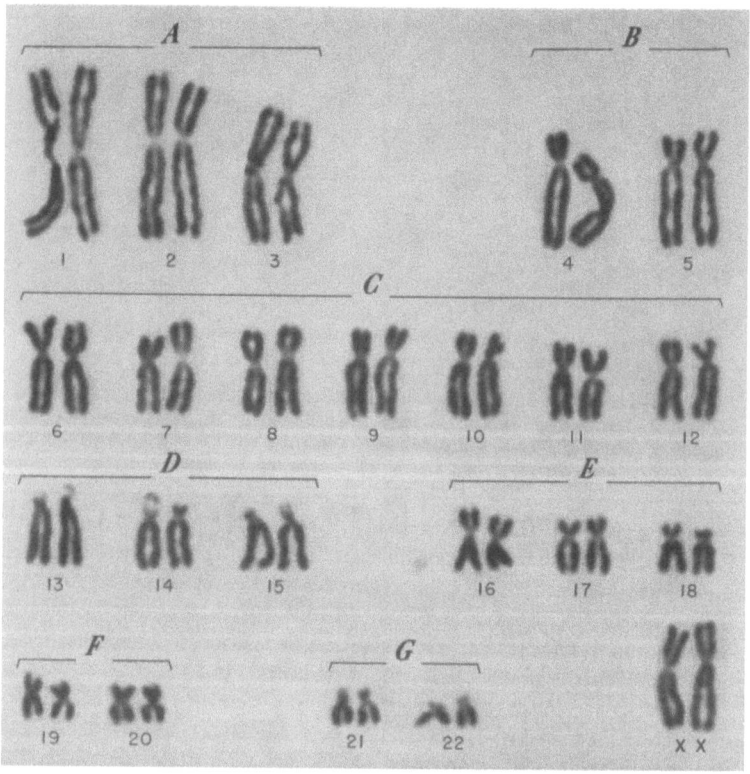

Abb. 6a. Die Chromosomen sind aus einer Photographie wie der in Abb. 5 ausgeschnitten und nach der Denver Vereinbarung zum Karyotyp zusammengestellt. Weiblicher (XX-)Karyotyp

zelne Chromosomen-Paar eine Kennziffer von 1—22 plus XX beziehungsweise plus XY. Eine derartige Anordnung des Chromosomensatzes einer Zelle stellt deren Karyotyp dar (Abb. 6 a, b).

Einige Paare sehen einander offensichtlich so ähnlich, daß man sie nicht ohne weiteres voneinander unterscheiden kann. Chromosom 1 und sein Partner sind leicht herauszufinden, aber wer könnte sagen, welchem der kleinen akrozentrischen die Nr. 21, welchem die Nr. 22 zukommt! Eine Zeitlang hatte man gehofft, sich durch „Satelliten", die bei einigen Paaren auftraten, bei anderen fehlten, orientieren zu können. Bei diesen Bildungen handelt es sich um winzige Anhänge, die mit dem kurzen Chromosomenarm über einen zarten, fast unsichtbaren Faden in Verbindung stehen, etwa vergleichbar einem Ballon an einer kurzen Schnur. Leider ergaben weitere Untersuchungen, daß Satelliten nicht entweder konstant vorhanden sind oder regelmäßig

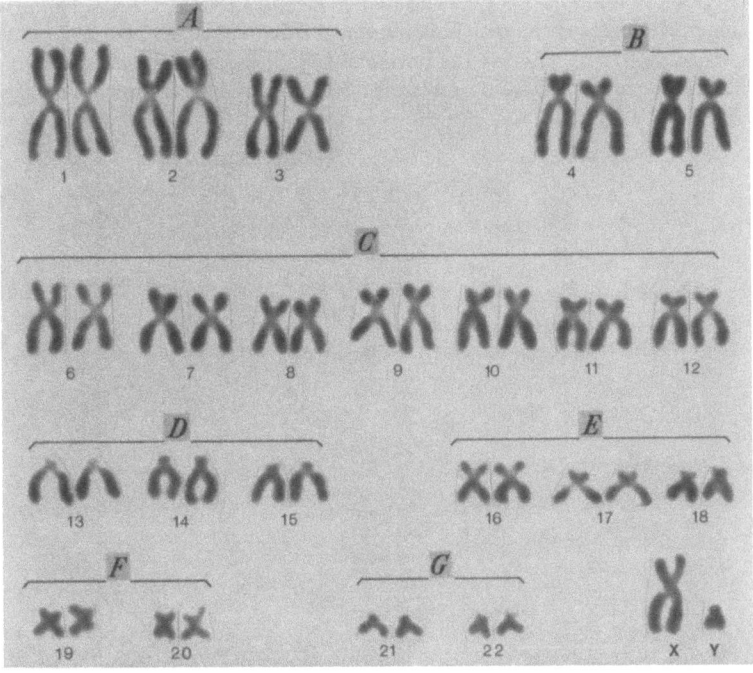

Abb. 6 b. Normaler männlicher Karyotyp (XY). Länge und Dicke der Metaphase-Chromosomen ändern sich je nach Art der Präparation. Zu beachten sind die Satelliten der Chromosomen 13 und 14 auf Abb. 6 a, die auf Abb. 6 b fehlen. Satelliten treten ziemlich unregelmäßig auf. (Zusammenstellung der Karyotypen: Dr. F. SERGOVICH)

fehlen. So ist also einzuräumen, daß die genauere Zuordnung bei einigen Chromosomen Schwierigkeiten bereitet, die noch nicht gelöst sind.

Mit dem Jahr 1956 war ein Punkt erreicht, an welchem wir mit Hilfe von Ausstrichen der Mundschleimhaut aussagen konnten, wieviele X-Chromosomen eine Zelle aufweist. Das sind, wie bereits angegeben, jeweils eines mehr als die Zahl der sichtbaren Barr-Körper beträgt. Darüber hinaus war es möglich geworden, die Autosomen zu erkennen und zu photographieren, zu zählen und zu Gruppen zu ordnen, und damit ließ sich der Karyotyp eines Individuums zusammenstellen.

Während sich zwischen Karyotyp-Präparaten gewisse durch technische Einzelheiten bedingte Unterschiede ergeben, verhalten sich die Chromosomen nach Größe, Gestalt und Zahl im normalen Individuum bemerkenswert konstant. Abweichungen von der normalerweise erwarteten Zahl von 46 etwaige Strukturanomalien irgendeines der Chromosomen (die in mehr als nur einer Zelle vorhanden sein müssen), sind äußerst ungewöhnlich und praktisch stets mit deutlich nachweisbaren Krankheitssymptomen verbunden. Um zu verstehen, wie Chromosomen verlorengehen, neu hinzukommen oder verändert werden können, müssen wir zunächst die normale Zellteilung betrachten und dann überlegen, unter welchen Umständen fehlerhafte Abläufe möglich werden.

Kapitel II

Die normale Zellteilung

Wenn sich Angehörige einer Art geschlechtlich fortpflanzen, so entsteht das neue Individuum aus der Verschmelzung eines Spermiums mit einer Eizelle. Diese beiden Gameten vereinigen sich zur Zygote. Da sie die erste der Myriaden von Zellen darstellt, aus denen sich das neue Individuum durch wiederholte Teilung aufbaut, muß es einen Mechanismus geben, der für die Übertragung der Chromosomen in die Gameten sorgt, die den genetischen Code enthalten, welcher seinerseits die Entwicklungsrichtung und damit den Phänotyp eines Individuums bestimmt.

Jede der menschlichen Somazellen, sei es des Gehirns, der Haut, der Leber oder auch der Gonaden, weist 46 Chromosomen auf. Würde eine Zelle dieser Konstitution mit einer zweiten ebensolchen verschmelzen, so ergäbe sich daraus eine Zygote mit 92 Chromosomen. Damit nun ein Individuum mit dem richtigen, d. h. ihm arteigenen Chromosomensatz entstehen kann, muß die Chromosomenzahl von Sperma und Ei jeweils um die Hälfte reduziert werden. Das geschieht durch die Reduktions- oder Reifeteilung (Meiose).

Meiose

Während des Stadiums, das der Teilung einer Gonadenzelle zu einem Spermium oder einer Eizelle vorausgeht, d. h. während der meiotischen Prophase, verkürzen und verdichten sich die Chromosomen. Man bezeichnet dieses Stadium als Leptotän (Abb. 7 a, A). Durch weiteres Kondensieren des Chromosomenmaterials, d. h. durch engeres Aufeinanderstapeln der Leitersegmente, ist das Zygotän gekennzeichnet. Erinnern wir uns: jedes Chromosom hat seinen Partner, und die 46 Chromosomen des Satzes treten als 22 Autosomenpaare und zusätzlich ein Paar von Geschlechtschromosomen auf. Während des Zygotäns nähern sich die Partner je eines Paares und legen sich längsweise aneinander (Abb. 7 B).

Nach vollzogener Paarung scheint sich jedes Chromosom zu spalten (wobei wir als sicher annehmen können, daß es unterdessen mittels Replikation ein neues Abbild seiner selbst aufgebaut hat), so daß am Centromer jetzt zwei gleiche Chromatiden verbunden sind. Entsprechend der Regel: ein Centromer — ein Chromosom — handelt es sich weiterhin um ein einziges Chromosomenelement. Mit diesen Abläufen ist das Pachytän erreicht (Abb. 7 a, C).

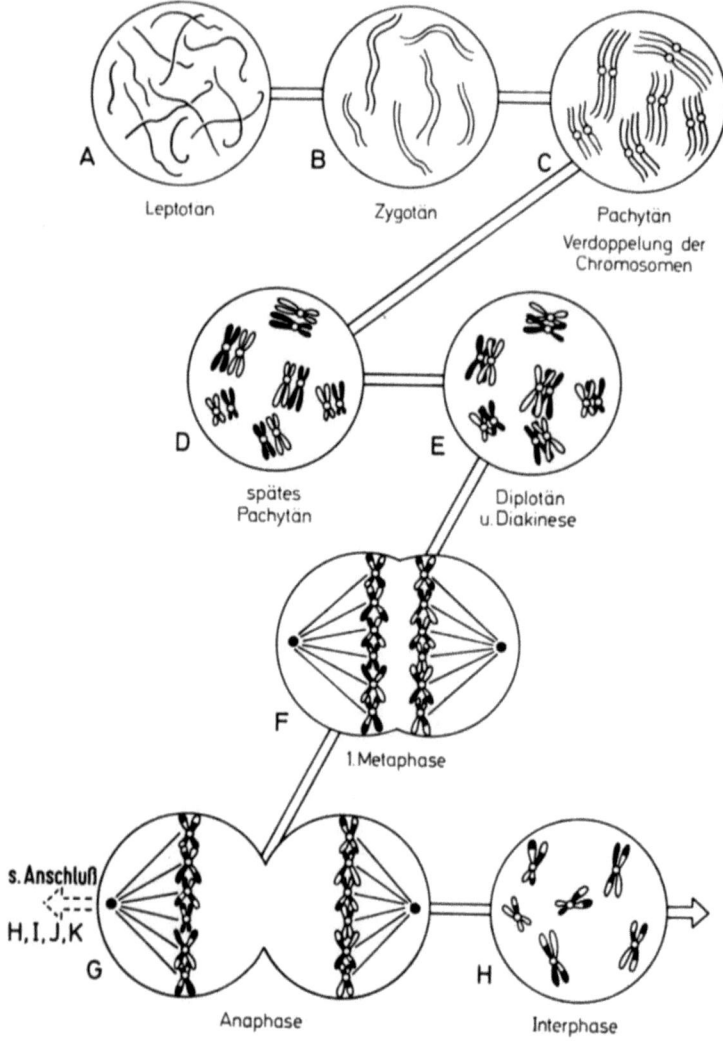

Abb. 7 a. Erste meiotische Teilung. Jedes der Chromosomen kondensiert sich zunächst, paart sich dann mit seinem Homologen, teilt sich längs, so daß zwei Chromatiden entstehen, die am Centromer miteinander verbunden sind, tauscht genetisches Material mit den homologen Chromatiden aus, ordnet sich längs der Teilungsebene an und wandert schließlich in die neue Zelle. Jede Zelle des Stadiums bei H schickt sich zu einer weiteren Teilung an

Im späten Pachytän verdichten und verkürzen sich die Chromosomen weiter, während sie immer noch nebeneinander liegen (Abb. 7 a, D). Durch einfaches Umranden beziehungsweise Ausfüllen ihrer Konturen bei den abgebildeten Chromosomen soll deutlich gemacht werden, daß ein Chromosom eines jeden Paares von einem der Eltern des betreffenden Individuums stammt, dessen Keimzellen jetzt die Reifeteilung durchlaufen, um dann ihrerseits entsprechend Spermien oder Eizellen auszubilden.

Mit dem Diplotän und der Diakinese schließen sich Phasen lebhafter Aktivität an (Abb. 7 a, E), während denen ein Austausch von genetischem Material zwischen je zwei Partnern eines Paares erfolgt. Hierbei wird gegenseitig Material vom „Großvater der Gamete" gegen ein entsprechendes der „Gameten-Großmutter" ausgetauscht. Da diese Vorgänge lediglich schematisch dargestellt werden können, haben wir uns auf die Wiedergabe von nur einer dieser „Überkreuzungsfiguren" innerhalb nur einer Gruppe von Chromatidenarmen beschränkt. In Wirklichkeit sind während dieses Stadiums die am Austausch beteiligten Chromatidenarme eng umeinander geschlungen. Über die gesamte Länge der so eng gepaart liegenden Chromatiden erfolgen Brüche, bei denen Abschnitte ausgetauscht und zerbrochene Chromatiden auf neue Weise zusammengestellt werden. Auf diese Art kommt es zur Neuordnung (Mischung) des von Eltern und Voreltern der Gamete stammenden genetischen Materials. Die Bruch- und Austauschstellen sind unter der Bezeichnung Chiasmata bekannt.

In Abb. 7 a, F sehen wir die in ihrem Musterverlauf neu zusammengestellten Chromosomen, die sich, noch immer paarweise, längs der Teilungsebene der betreffenden Gonadenzelle anordnen. Jetzt ist die Zelle zur Teilung bereit. Von den Zellpolen her entstehen Fasern, die dem Centromer eines jeden Chromosoms ansitzen. Es sind dies die Spindelfasern. (Behandelt man Zellkulturen zur mikroskopischen Aufarbeitung mit Colchicin, so wird dadurch die Spindelentwicklung unterdrückt, und die Zellteilung kommt im Stadium der Metaphase zum Stillstand.)

Als nächstes kontrahieren sich die Spindelfasern und ziehen damit (jedenfalls hat es den Anschein) jeweils einen Partner eines Chromosomenpaares in die neue Zelle. Dieses Abwandern wird als anaphasische Bewegung oder kurz als Anaphase bezeichnet (Abb. 7 a, G). Aus der einen Gonadenzelle sind jetzt zwei Zellen hervorgegangen, und wie man sieht, besitzt jede von ihnen die halbe Anzahl an Chromosomen, die zuvor in der Gonadenzelle vorhanden war. Ferner sehen wir, daß jedes dieser Chromosomen aus einer Folge von Abschnitten großmütterlicher und großväterlicher Gene besteht. Die diploide Chromosomenzahl wurde auf die halbe, haploide, Zahl reduziert.

Hiermit haben wir den Ablauf eines Teiles der Meiose, die erste meiotische Teilung, verfolgt. Aber damit hat es noch nicht sein Bewenden. Jede der neu entstandenen Zellen (Abb. 7 a, H) muß noch einen weiteren Teilungscyclus durchlaufen, ehe sie zur Gamete wird, die dann — vielleicht später einmal — bei der Befruchtung eine Rolle spielt.

Mit Beendigung der Interphase, während der die Chromosomen, jedes in zwei Chromatiden aufgespalten, im Zellraum verstreut liegen (Abb. 7 b, H), wird erneut eine Teilung eingeleitet. Während dieser zweiten Metaphase ordnen sich die Chromosomen wiederum längs der Teilungsebene der Zelle an (Abb. 7 b, I).

In Abb. 7 b, J wird eine grundlegende Veränderung sichtbar: Jedes Chromomer hat sich der Länge nach geteilt, so daß jede der Chromatiden nun ein eigenes Centromer besitzt und damit den Rang eines

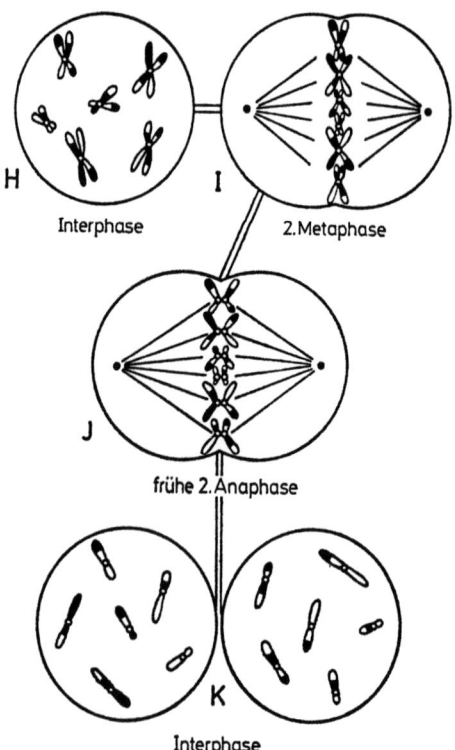

Abb. 7 b. Zweite meiotische Teilung. Die Chromosomen ordnen sich wieder längs der Teilungsebene an. Diesmal teilen sich die Centromeren in Richtung der Längsachse der Chromosomen. Jeder lange und kurze Chromosomenarm besitzt jetzt ein eigenes Centromer und stellt ein Chromosom für sich dar. Jede der so entstandenen Gameten weist gegenüber der auf Abb. 7 a, A wiedergegebenen Zelle die um die Hälfte reduzierte Chromosomenzahl auf. (Reduktionsteilung)

selbständigen Chromosoms erhält. Es gilt auch hier wieder: ein Centromer — ein Chromosom.

Anaphasische Kontraktion der Spindeln und Wanderung der Chromosomen in die erneut sich trennenden Zellen ergibt bei der zweiten meiotischen Teilung wiederum zwei Zellen. Aus jeder Gonadenzelle sind demnach vier Gametenzellen hervorgegangen, und jede Gamete besitzt die halbe — haploide — Chromosomenzahl (Abb. 7 b, K). Die Reduktionsteilung ist damit abgeschlossen.

Jedoch nicht alle Gameten erreichen dieses Stadium. Zwar ist das beim Mann der Fall, und jede seiner Gameten wird auch zu einem Spermium. Bei der Frau liegen die Verhältnisse dagegen anders. Während auch hier tatsächlich vier Keimzellen entstehen, wächst eine von ihnen auf Kosten der übrigen drei heran und übernimmt deren cytoplasmatischen Anteil. Die drei restlichen Zellen bleiben auf ihre Kernsubstanz beschränkt und werden zu funktionslosen „Polkörperchen", während nur eine zum funktionsfähigen Ei heranreift.

Meiotische Prophase

Wenn auch die Anlage von Spermium und Ei im Prinzip den gleichen Verlauf nimmt und funktionell auch zu vergleichbaren Ergebnissen führt, besteht doch ein Unterschied: Spermien entstehen laufend neu und in großzügiger Fülle. Der Umsatz erfolgt rasch und führt, wenn nicht Verzögerungen besonderer Art eintreten, laufend zur Entstehung neuer Keimzellen. Beim Ei liegen die Verhältnisse anders. Die Prophase der ovarialen Meiose (7 a, A) beginnt mit der Anlage des Ovars, zu einer Zeit also, da dessen Trägerin noch als Fetus im Mutterleib ruht. Von diesem Zeitpunkt an verharrt die Zelle weiter in der Prophase und wartet lange Jahre hindurch auf den Augenblick ihrer Weiterentwicklung zur Gamete, auf deren Abruf bei einer Ovulation und — als Erfüllung — möglicherweise auf ihre Rolle bei der Erzeugung neuen Lebens.

Das Ei hat, ehe es seine Funktion übernehmen kann, jahrelang gewartet, eben die Jahre, welche die Mutter zählt zuzüglich einiger Monate. Wie wir noch sehen werden, scheint sich diese lange Prophase unter Umständen ungünstig auf den Verlauf der weiteren Meiose auszuwirken, und es kann zu gestörten Abläufen kommen.

Mitose

Wenn Ei und Spermium miteinander verschmelzen, ist damit die diploide Chromosomenzahl, 46, wieder hergestellt. Homologe Partner finden dabei ihren Partner fürs Leben, und jeder bringt seinen genetischen Beitrag mit, sei er gut oder ungut. Steuert das Spermium ein X-Chromosom bei, das im X des Eies seinen Partner findet, so entsteht ein weiblicher Organismus. Ein Spermium mit einem Y führt zur

XY-Kombination, also zu einem männlichen Individuum. Die Zygote teilt sich nun wieder und wieder. Durch Myriaden von Teilungsschritten entstehen millionenfach Zellen, und in jeder einzelnen muß der genetische Code erhalten bleiben. Die Chromosomen müssen so wie sie mit den Gameten eingeführt worden sind, von Zellgeneration zu Zellgeneration unverändert weitergegeben werden. Dabei muß jede Zelle von nun an durch nicht reduzierende Teilung, durch Mitose, 46 Chromosomen erhalten. Das geschieht in folgender Weise:

Wie bei der Meiose haben wir auch in diesem Fall eine Prophase, ein Leptotän, mit welchem die Kontraktion der diffus verteilten Chromosomen einsetzt (Abb. 8 A). Etwas später erscheinen die Chromoso-

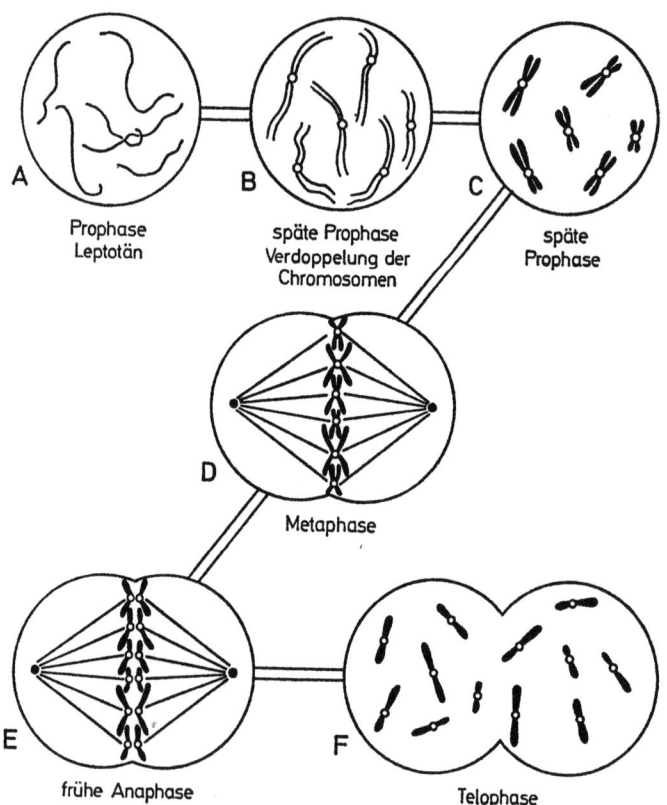

Abb. 8. Mitotische Teilung. Die Chromosomen kondensieren sich zunächst und teilen sich längs. Die Kondensierung schreitet weiter fort, und die Chromosomen ordnen sich in die Teilungsebene ein. Die Centromeren teilen sich in Richtung der Chromosomen-Längsachse. Damit erhalten jeweils der lange und der kurze Arm ein eigenes Centromer und sind zu Chromosomen geworden. Jede der bei F entstehenden Zellen besitzt dieselbe Chromosomenzahl wie bei A.

Die Chromosomen strecken sich anschließend wieder

men kontrahiert, das heißt mit enger gestapelten Leitersegmenten (Abb. 8 B). Jedes Chromosom bildet nun längs seines Verlaufes eine Replik seiner selbst. Aus dem einen Chromosom sind damit zwei Chromatiden hervorgegangen, die am Centromer zusammenhängen (Abb. 8 C). Als nächstes ordnen sich die Chromosomen während der Metaphase in die Teilungsebene ein, und es bilden sich, wie bei der Meiose auch, Spindeln aus (Abb. 8 D). Ebenso wie in der zweiten Reifeteilung spalten sich nun die Centromeren längs, so daß jede Chromatide ihr eigenes Centromer besitzt (Abb. 8 E). Unter dem Einfluß der Spindelfasern führt die anaphasische Wanderung zur Entstehung der neuen Zellen, deren Bildung mit der Telophase abgeschlossen ist. Danach strecken sich die Chromosomen wiederum, und jede neue Zelle wird zum Abbild derjenigen, aus der sie hervorgegangen ist. Dieser Ablauf wiederholt sich ungezählte Male, so daß jedes neu entstehende Individuum mit seiner endgültigen Gestalt in jeder seiner Zellen aller seiner Körpergewebe einen vollständigen Chromosomensatz aus 22 Autosomenpaaren plus XX oder plus XY besitzt. Währenddessen üben die Chromosomen, die Stapel von Genen, ihren Einfluß aus, formen Proteine ihren individuellen Mustern entsprechend und bilden das neue Individuum nach ihren Anweisungen aus, indem sie es nach einem nie zuvor vorhandenen, einmaligen Muster ausgestalten.

Aber damit hat die Mitose noch nicht alle ihre Aufgaben erfüllt. Das Ausbessern von Verletzungen, die Regeneration sowie der Ersatz von beschädigten und abgenützten, verbrauchten Zellen, alles das geschieht durch mitotische Teilung im angrenzenden gesunden Gewebe.

Es ist bemerkenswert, daß Vorrichtungen wie die Meiose mit ihren zwei Phasen, die Vereinigung zweier Gameten zur Zygote und das Wachstum mittels unzähliger Teilungsschritte so gut funktionieren: Die Chromosomen nähern sich einander, paaren sich, tauschen von ihrer Substanz aus, ordnen sich ein und trennen sich wie Tänzer in einem komplizierten choreographischen Akt. Es überrascht daher kaum, daß es dabei auch einmal zu Störungen kommt, die vielleicht sogar weniger selten eintreten als wir es gewahr werden.

Kapitel III

Anomale Chromosomen

Obwohl die Genetik seit GREGOR MENDEL vor über 100 Jahren seine ersten Untersuchungen veröffentlichte, eine recht lange Geschichte aufweist, stellt die menschliche Cytogenetik eine jüngere Wissenschaft dar. Freilich haben Botaniker und Zoologen seit etwa einem halben Jahrhundert gründliche cytogenetische Erhebungen angestellt, aber erst im Lauf des letzten Jahrzehnts sind diese auch auf den Menschen angewendet worden. Bis vor wenigen Jahren registrierten die Humangenetiker zwar die Wirkungen anomaler Gene, nicht aber die mit dem Verlust oder dem zusätzlichen Auftreten eines ganzen Gen-Blockes, eines Chromosoms, verbundenen Effekte. Es mag zunächst widersinnig erscheinen, daß die Genetik, die sich mit Einflüssen veränderter einzelner Gene befaßt, einer Untersuchung der menschlichen Chromosomen derart vorausgeeilt ist. Seltsam ist auch, daß stärkere Wirkungen unerkannt blieben, winzige stattdessen untersucht wurden. Hierfür gibt es jedoch gute Gründe.

Die Aussagen der klassischen Genetik beruhen im großen und ganzen darauf, die Wirkung eines anomalen Gens durch die Erbanalyse innerhalb von Stammbäumen zu verfolgen und das Auftreten von phänotypischen Änderungen von einer Generation zur nächsten oder auch innerhalb einer Geschwisterreihe zu beobachten. Um eine derartige Registrierung zu gestatten, muß die betreffende genetische Anomalie — man spricht heute manchmal auch von einer Punktmutation — zunächst einmal die Fortpflanzung ihrer Träger erlauben. Sie muß ferner nachzuweisen sein und nicht unmittelbar letale Wirkungen hervorrufen. Nur unter diesen Voraussetzungen war die klassische Genetik imstande, den Defekt eines einzelnen Gens, eines einzelnen Leitersegmentes in unserem Stapel, zu untersuchen.

Die sich mit einem ganzen abnormen Stapel aus genetischen Leiterelementen befassende Genetik stellt ein ungewöhnliches Problem dar. Die Effekte von Gen-Abweichungen eines Ausmaßes, wie sie bei Verlust oder bei zusätzlichem Auftreten ganzer Chromosomen denkbar sind, könnten sich wegen ihrer unmittelbaren Letalwirkung derart manifestieren, daß ein Träger überhaupt nicht bis zu seiner Untersuchung am Leben bliebe, ja daß er möglicherweise nicht einmal seine Geburt oder die Zeit kurz davor lebend überstände. Dazu rufen viele chromosomale Aberrationen wenn nicht eben Letalität, so doch Unfruchtbarkeit hervor, wodurch die Erblichkeit der betreffenden Anomalie unbemerkt bliebe. Außerdem entstehen die meisten Chromosomen-Aberrationen auf Grund von de novo-Ereignissen, als neue Chromosomen-Mutationen also, die ausschließlich das eine Individuum betreffen und sich weder bei dessen Geschwistern noch bei seinen Eltern nachweisen lassen. Schließlich mußte die Cytogenetik die Entwicklung einwandfreier Darstellungsmethoden für menschliche Chromosomen, in unserem Fall etwa die der Gewebezüchtung, die auch erst wenig älter als zehn Jahre ist, abwarten. Im Verlauf dieser zehn Jahre haben wir indessen viel über die Art und Weise erfahren, durch die es bei der Chromosomenverteilung und bei der Kernteilung des Menschen zu Störungen kommen kann.

Inversion

Auf Abb. 9 A ist ein einzelnes Chromosom mit medianem Centromer dargestellt, das aus Gründen der Markierung zwei Querbanden

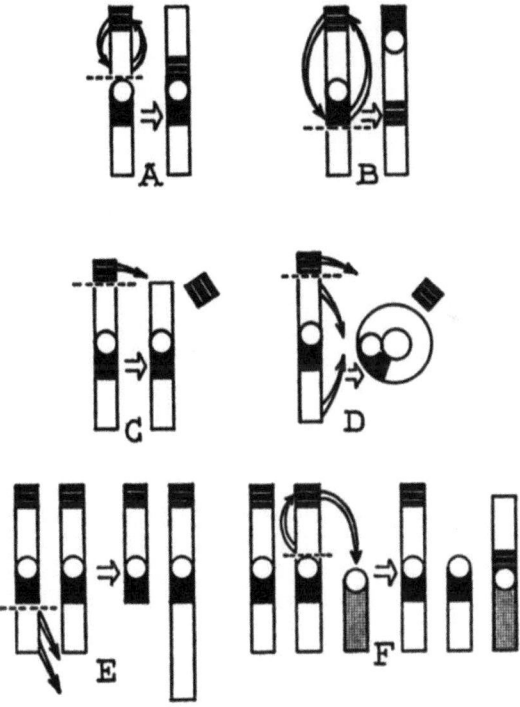

Abb. 9. Strukturelle Änderungen von Chromosomen. Aufgeführt sind sechs Möglichkeiten der Umordnung genetischen Materials. Bei A, B, E, F geht der Zelle weder Gen-Material verloren, noch kommt neues hinzu. Die kleinen bei C und D abgesprengten Fragmente gehen der Zelle wahrscheinlich verloren

aufweist. Dieses Chromosom kann auseinanderbrechen, und seine Teile vermögen, auf neue Art angeordnet, wieder zu verwachsen. Es gehen dabei weder Gene verloren, noch kommen neue hinzu, und aller Voraussicht nach gibt es daher auch keinen Effekt. Ist das Centromer nicht in diese Umordnung mit einbezogen, so bleibt seine Lage im Chromosom unverändert. Es gibt keine Hinweise darauf, daß derartige Inversionen beim Menschen vorkommen, aber denkbar wären sie durchaus.

Bei der Fruchtfliege Drosophila sind die Chromosomen gewisser Organe so groß und die Banden genetischen Materials so deutlich zu sehen, daß sich solche Inversionen ohne weiteres erkennen lassen. Eine Inversion, bei der das Centromer keine Änderung seiner Lage erfährt, nennt man „parazentrisch".

Abb. 9 B gibt eine Inversion wieder, bei der das Centromer mit betroffen ist. Wieder bleibt der Gen-Gehalt des invertierten Chromosoms unverändert. Auch an seiner Länge ändert sich nichts. Das Centromer ist jedoch verlagert. Könnten wir die Banden im Chromosom erkennen, würden wir sehen, in welcher Weise sich das Chromosom verändert hat. Es ist jetzt nicht mehr metazentrisch sondern besitzt ein subterminales Centromer. „Perizentrische Inversionen" verändern demnach die Lage des Centromers. In neuerer Zeit hat man den als Colobom bezeichneten Augendefekt des Menschen mit einer perizentrischen Inversion in Verbindung gebracht.

Deletion (Chromosomen-Stückausfall)

Es kann der Fall eintreten, daß ein Teil eines Chromosoms abbricht und verloren geht (Abb. 9 C); er scheidet damit aus und sein Gen-Gehalt mit ihm. Man spricht hier von einem Ausfall, einer Deletion. Möglicherweise gestattet es der Verlust sehr kleiner Fragmente mit nur einigen wenigen Genen dem Träger ohne offensichtliche klinische Symptome zu leben. Jedoch wirken sich Verluste von Chromosomenstücken außer bei winzigsten Fragmenten aller Voraussicht nach recht nachteilig aus.

Manchmal entsteht auch ein ringförmiges Chromosom (Abb. 9 D), das sich in Metaphase-Präparaten nachweisen läßt. Defekte ergeben sich in diesem Fall nicht so sehr durch die Ringform der Chromosomen als durch den mit ihrer Bildung verbundenen Stückausfall.

Translokation (Chromosomen-Stückverlagerung)

Ein im Chromosom entstandener Bruch kann dazu führen, daß sich ein Segment des gebrochenen Chromosoms an das Partnerchromosom anheftet, daß es „tranloziert" wird. Abb. 9 E zeigt ein Chromosomenpaar, dessen einer Partner in Höhe der gestrichelten Linie gebrochen ist. Der kleinere Teil hat sich nun als „homologe Translokation" an den Partner angeheftet. Damit ist eines der Chromosomen dieses Paares länger geworden als das andere. Am Gen-Gehalt beider Chromosomen insgesamt hat sich ebensowenig geändert wie an der Chromosomenzahl der Zelle. Verändert wurde lediglich die Chromosomen-Morphologie.

Abb. 9 F zeigt mit der Anheftung eines abgebrochenen Segments an das Chromosom eines anderen Paares einen weiteren Typ der Translokation. Wieder ist keine Veränderung im Gen-Gehalt zu verzeichnen, und nur Chromosomengröße und -gestalt haben sich gewandelt.

Translokationen ohne den Verlust von Gen-Material werden als „balanziert" bezeichnet, und die Träger von Zellen mit derartigen Translokationen sind, wie wir noch sehen werden, normal, jedoch können ihre Kinder mit Defekten geboren werden.

Isochromosomen

Wie Abb. 8 D und E zeigen, werden aus einem Chromosom, das während der Metaphase aus zwei Chromatiden besteht, die am Centromer miteinander verbunden sind, durch Längsteilung dieses Centromers, die in der Längsachse der Chromosomen erfolgt, in der Anaphase zwei Chromosomen. Bei dieser Teilung der Centromeren können sich Störungen ergeben.

Auf Abb. 10 A ist eine normale Teilung dargestellt. Daneben sehen wir in Abb. 10 B, wie sich das Centromer hier nicht längs sondern quer teilt. Auf diese Weise kommt es zur Bildung von zwei neuen Chromosomen, eines aus den beiden langen, das andere aus den beiden kurzen Armen bestehend. Bei einer derartigen Störung kommen zwar

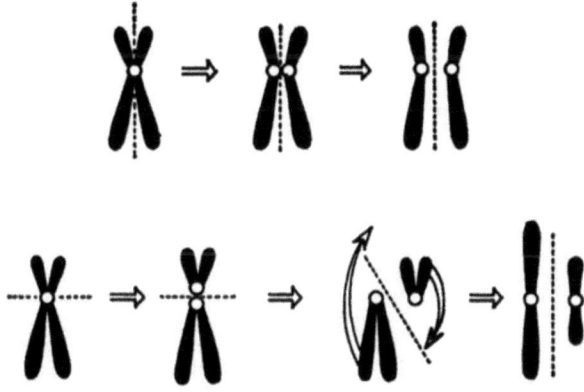

Abb. 10. Entstehung von Isochromosomen. In B verursacht die Teilung des Centromers quer zur Chromosomenachse, daß beide langen Arme des Chromosoms in die eine und beide kurzen Arme gemeinsam in die andere Zelle gelangen. Der Gen-Gehalt beider Zellen ist nicht ausbalanziert. Die Chromosomenzahl in den neuen Zellen ändert sich dabei nicht

zwei Chromosomen zustande, jedoch, wie man sieht, ist eines davon sehr groß, das andere wesentlich kleiner. Beide sind genau metazentrisch. Man spricht in einem solchen Fall von „Isochromosomen aus den langen Armen" sowie „Isochromosomen aus den kurzen Armen". Zellen, die auf Grund einer derartig abnormen Teilung entstehen, weisen entweder einen beträchtlichen Gen-Zuwachs oder -Verlust auf. Eine der Tochterzellen enthält das Gen-Material beider langen Arme, die andere das der beiden kurzen. In beiden neuen Zellen wären damit einige Gene in „doppelter Dosis" vorhanden, aber beiden fehlen andere Gene völlig.

Verzögerte Anaphase-Bewegung

Bisher haben wir Umordnungen von Chromosomenteilen betrachtet, durch welche sich nichts an der Chromosomenzahl in den Zellen änderte. Einige der Chromosomen veränderten zwar ihre Länge, einige hefteten sich an andere Chromosomen an, aber die normale Chromosomenzahl blieb dabei erhalten. Das braucht aber nicht in jedem Fall so zu sein.

Auf Abb. 11 A sind, beispielsweise, die Chromosomen während der Metaphase der ersten Reifeteilung dargestellt. Sie liegen gepaart und sind im Begriff, mit fortschreitender Teilung an die Pole zu wandern. Verzögerte sich eines der Chromosomen auf dieser Wanderung, so könnte es „ausfallen" und wäre damit auf seiner anaphasischen Wanderung verlorengegangen (Abb. 11 B).

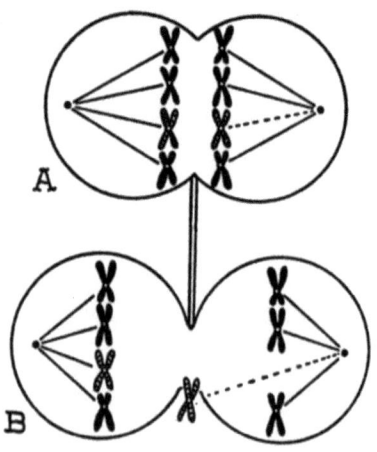

Abb. 11. Verzögerte Chromosomenwanderung während der Anaphase („Nachhinken"). Durch fehlerhafte Bewegung eines Chromosoms während der Anaphase kann es einer der Zellen verlorengehen. Handelt es sich bei der Zelle um eine Gamete, so wird bei der Befruchtung ein Partner des betreffenden Paares wieder hinzugefügt. Die Zygote besitzt dann nur einen Partner dieses Paares. Sie ist im Hinblick auf dieses Chromosomenpaar „monosom"

Der Verlust eines ganzen Chromosoms mit allem darin enthaltenen Gen-Material müßte die schwersten Folgen nach sich ziehen. Sein Ausfall in dieser Zelle bliebe in allen ihren Abkömmlingen aller nachfolgenden Zellgenerationen hindurch erhalten. Der Verlust von derartigen Mengen an genetischer Substanz führte bei einem Individuum, das aus dieser seit ihrem Ursprung fehlerhaften Stammlinie hervorginge, zu verheerenden Wirkungen. Bei Säugetieren ist der Verlust eines Autosoms mit normalen Lebensabläufen überhaupt unvereinbar, während bei Verlust eines Geschlechtschromosoms, wie wir noch sehen werden, die Lebensfähigkeit zwar erhalten bleibt, das sich entwickelnde Individuum jedoch seine Fertilität einbüßt.

Primäres Nicht-Trennen (Non-disjunction)

Chromosomen können also durch ein „Nachhinken" während der Anaphase verlorengehen. Durch „Nicht-Trennen" ist ebenso ein Verlust wie auch ein Zugang an Chromosomenmaterial möglich. Stellen wir uns wiederum die Chromosomen während der Metaphase der ersten Reifeteilung vor (Abb. 7 a, F). Es besteht die Möglichkeit, daß die Chromosomen eines der Paare derart aneinanderhaften, daß sie sich in der anschließenden Anaphase gemeinsam zu einem Pol bewegen. Beide auf diese Weise entstandenen Zellen besitzen dann ungleiche Chromosomenzahlen: Eine enthält beide Partner des einen Paares, die andere keinen von beiden (Abb. 12 A und B). Diese abnorme Art der Teilung kommt durch „primäres Nicht-Trennen" zustande.

Nehmen wir einmal an, eine normale Gonadenzelle mit 46 Chromosomen teile sich während der Meiose derart ungleich. Aus der ersten meiotischen Teilung gehen dann zwei Zellen hervor, deren eine 24 und deren andere 22 Chromosomen besitzt. Nach beendeter zweiter Reife-

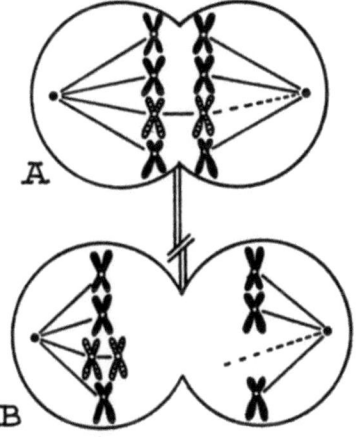

Abb. 12. Primäres Non-disjunction (Nicht-Trennen). Während der Anaphase wandern zwei homologe Chromosomen gemeinsam, so daß nach vollzogener Teilung in einer der Zellen das betreffende Chromosom fehlt, während in der anderen beide Partner des Paares vorhanden sind. Bei Befruchtung derartiger Gameten entsteht neben einer „monosomen" eine „trisome" Zygote

teilung wären dann aus jeder dieser beiden Zellen zwei Gameten entstanden, von denen zwei 24 und zwei 22 Chromosomen zählen. Halten wir fest, daß jede der beiden Gameten mit den 24 Chromosomen jeweils beide Partner des fehlerhaft geteilten Paares besitzt, während den beiden anderen ein Repräsentant dieses Paares überhaupt fehlt. Was würde nun geschehen, wenn derart abnorme Gameten von einer Gamete normaler Herkunft, einer mit 23 Chromosomen, befruchtet würde, von denen jedes je einen Partner eines der Paare repräsentierte? Es käme zur Bildung von Zygoten aus 24 plus 23 und aus 22 plus 23 Chromosomen, also zu Zygoten mit 47 und 45 Chromosomen, die man als „aneuploid" bezeichnet. Eine enthielte drei Chromosomen vom gleichen Typ. Sie wäre „trisom" für die Partner des nicht getrennten Chromosomenpaares. Die andere mit dem nur einmal durch die normale Gamete beigesteuerten entsprechenden Chromosom wäre „monosom".

Sekundäres Nicht-Trennen (Non-disjunction)

Nehmen wir jetzt einmal an, eine Gonadenzelle sei für eines der Chromosomen trisom, da einer der Eltern aus der Befruchtung mit einer anomalen Gamete hervorgegangen ist. Was geschieht nun? Aus Abb. 13 geht hervor, daß die Störung sich unverändert in einer der beiden während der ersten Reifeteilung gebildeten Zellen erhält. Auch in der zweiten Reifeteilung wird der Fehler weitergegeben. Von den vier entstehenden Gameten besitzen zwei ein überzähliges Chromosom, die beiden anderen werden normal. Die Befruchtung mit einer normalen Gamete führt im einen Fall zu einer Zygote mit einem überzähligen Chromosom, zu Trisomie, daneben entsteht eine normale Zygote. Solche Abläufe können sich tatsächlich ereignen, wie wir noch sehen werden.

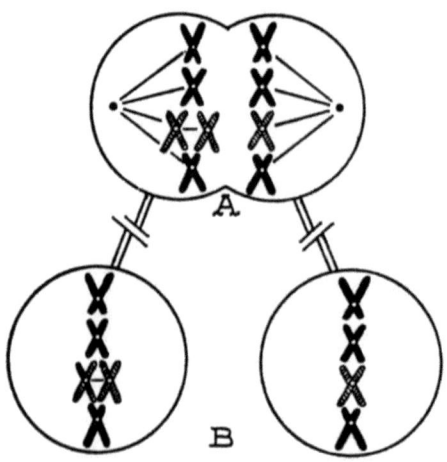

Abb. 13. Sekundäres Non-disjunction (Nicht-Trennen). Teilt sich eine trisome Zelle, so entstehen dabei zwei ungleiche Zellen. Die eine erhält zwei Chromosomen der dreifach vorhandenen Partnergruppe, die andere Zelle eines. Handelt es sich bei A um eine Gonadenzelle und bei B um Gameten, so sind die entstehenden Zygoten entweder normal oder trisom. Theoretisch werden einem trisomen Elter normale und trisome Kinder in gleicher Zahl geboren

Nicht-Trennen in beiden meiotischen Teilungen

Wir gehen von einer normalen Gonadenzelle mit 46 Chromosomen aus, die sich während der ersten Meiose ungleich teilt (Abb. 14 B_1, B_2). Dabei entstehen Zellen mit 24 und 22 Chromosomen. Bei ihrem

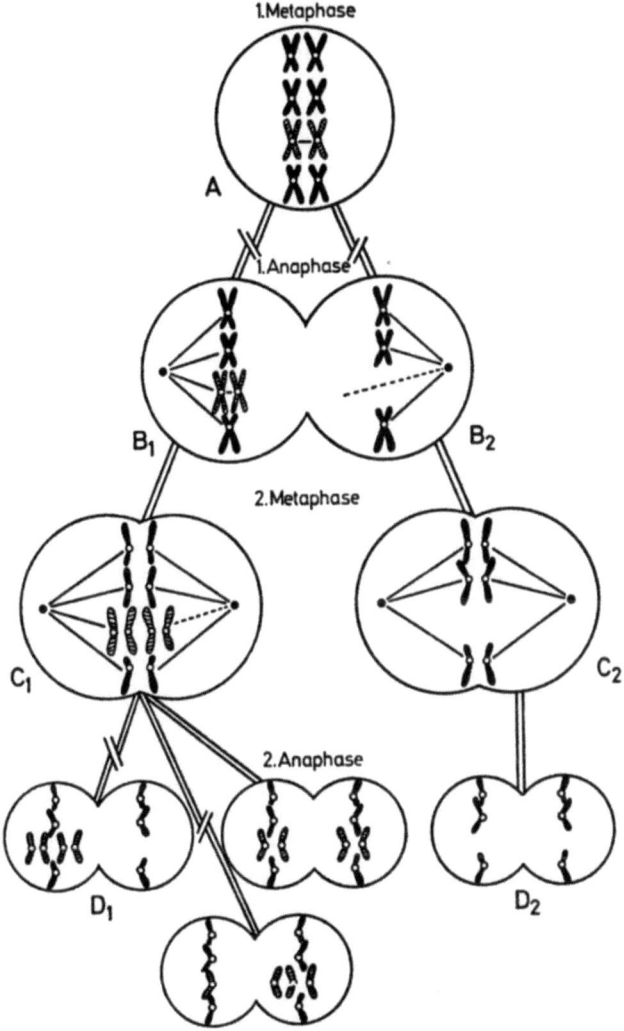

Abb. 14. Non-disjunction (Nicht-Trennen) in beiden meiotischen Teilungen. Durch doppeltes Non-disjunction während der Gametogenese entstehen Gameten mit vier, drei, zwei, einem oder keinem Repräsentanten des betreffenden Chromosomenpaares

Eintritt in die zweite Reifeteilung bilden sich zwei verschiedene Metaphaseplatten (Abb. 14 C_1 und C_2). Die Zelle, der das eine Chromosom fehlt, teilt sich gleichmäßig, so daß nach Teilung des Centromers zwei einander gleiche Gameten entstehen, denen jeweils eines der Chromosomen fehlt (Abb. 14 D_2).

In der auf Abb. 14 C_1 dargestellten Zelle kann es nun wiederum zu Non-disjunction kommen. Bei Teilung des Centromers ergeben sich dann aus jedem der nicht durch die fehlerhafte Trennung gestörten Paare wieder zwei Chromosomen, während die Teilung des Centromers in dem bereits zuvor vom Nicht-Trennen betroffenen Paar entsprechend zur Bildung von vier Chromosomen führt.

Diese vier Chromosomen könnten sämtlich in eine der Gameten gelangen oder es besteht die Möglichkeit, daß drei in die eine und eines in die andere Gamete wandern. Weiter wäre eine Verteilung von je zwei in eine Gamete denkbar (Abb. 14 D_1).

Ein derart doppeltes Non-disjunction führte dann zu Gameten, die bis zu vier Chromosomen eines Partner-Typus enthalten. Durch Befruchtung käme dann noch ein weiteres hinzu, so daß eine Zygote mit fünf zu einer Partnergruppe gehörenden Chromosomen entsteht. Auch solche „pentasomen" Zygoten sind gefunden worden.

Mosaikbildung

Wie ist es nun, wenn ein derartiges Nicht-Trennen der Chromosomen während der Mitose eintritt? Wie wirkt es sich in diesem Fall aus? Nehmen wir einmal an, einer Zygote unterlaufe bei ihrer ersten Teilung ein Non-disjunction bei einem ihrer Chromosomen (Abb. 15 A). Es würden zwei abnorme Zellen, die eine mit 45, die andere mit 47 Chromosomen, gebildet. Von diesem Zeitpunkt an bliebe die Störung während der wiederholten Teilungen erhalten, und aus beiden anomalen aneuploiden Zellen gingen Generationen von abnormen Zell-Familien hervor. Der Körper baute sich aus diesen beiden Stammlinien mit teils 45, teils 47 Chromosomen je Zelle auf. Falls die genetische Störung nicht so stark wäre und sich nicht letal auswirkte, würde das neu gebildete Individuum ein Gemisch aus beiden Zellpopulationen, ein Mosaik, darstellen.

Nehmen wir einmal an, die erste mitotische Teilung einer Zygote sei ohne Zwischenfälle richtig abgelaufen, jedoch während der nächsten Mitose wäre es in einer dieser beiden ersten Zellen zu einer Fehlteilung durch Non-disjunction gekommen. Damit ergäben sich von der nächsten Zellgeneration an drei Stammlinien. Die eine würde sich Myriaden von mitotischen Zellteilungen hindurch normal verhalten, während aus der anderen auf Grund des eingetretenen Nicht-Trennens eines Chromosoms zwei abnorme Zellen, eine mit 45, die andere mit 47 Chromosomen, hervorgingen. In beiden bliebe dann die Störung erhalten, und das neue Individuum stellte ein Gemisch aus drei Zellpopulationen dar: es bestände aus Zellen mit dem normalen Satz von 46, sowie aus solchen mit 45 und 47 Chromosomen. Wir hätten hier ein „Mosaik aus drei Stammlinien" vor uns.

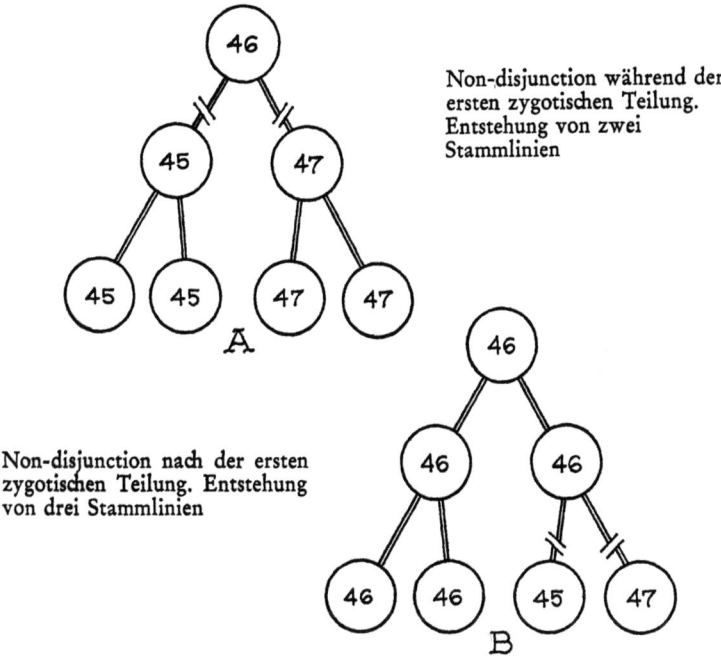

Mosaikbildung

Abb. 15. Mosaikbildung. Tritt während der ersten zygotischen Teilung ein Fehler bei der Chromosomenverteilung auf die Tochterzellen ein, so entstehen zwei Stammlinien. Tritt ein solcher Fehler während einer späteren Teilung ein, entstehen drei Stammlinien. (Nach: G. D. HARNDEN: Chromosomes in Medicine. Heinemann Medical Books Ltd.)

Die Häufigkeit, mit der anomale Zellen dieser Art auftreten — und damit der Grad der Mosaikbildung — hängt natürlich davon ab, wann der Fehler nach der Befruchtung eintritt. Störungen bereits während der ersten Teilung ziehen die Bildung einer gleichen Anzahl von abweichenden und normalen Zellen nach sich. Angenommen, es seien 100 oder auch 1000 normale Teilungen erfolgt, bis es durch den bei einer Teilung unterlaufenen Fehler zur Entstehung einer aberranten Stammlinie kommt. Die Zahl normaler Zellen würde die der aneuploiden so vielfältig übertreffen, daß der betreffende Fehler gar nicht in Erscheinung träte. Es ließe sich ohne weiteres denken, daß wir alle in geringem Umfang solche Mosaikbildungen darstellen.

Die Entscheidung des Cytogenetikers, ob es sich bei einem Patienten, dem Gewebeproben entnommen wurden, nun um eine Mosaikbildung handelt oder nicht, ist alles andere als einfach zu treffen. Nehmen wir an, es seien 100 Zellen ausgezählt und bei den meisten fände sich die gleiche Anzahl von Chromosomen, die „arteigene Grundzahl". Einzelne Zellen besitzen vielleicht ein bis zwei Chromosomen weniger, andere ein bis zwei mehr als 46. Haben wir es nun mit einer Mosaikbildung zu tun, oder haben wir in unsere Zählung vielleicht verletzte Zellen mit einbezogen, bei denen ein oder zwei Chromosomen verlorengegangen waren und unter die Chromosomen einer ihrer Natur nach normalen Zelle geraten sind? Es ist nicht immer leicht, die richtige Entscheidung zu treffen, aber es gibt Anhaltspunkte, an die man sich bei der Beurteilung halten kann. Handelt es sich bei der Abweichung von der Grundzahl um etwas anderes als nur zufällig eingetretene Zellverletzungen, so muß in den „hypomodalen" jeweils das gleiche Chromosomen fehlen, das in den „hypermodalen" Zellen überzählig vorhanden ist. Der Verdacht auf Mosaikbildung erhält ferner eine Stütze, wenn der klinische Befund beim Patienten bereits das Vorhandensein einer abnormen Stammlinie vermuten läßt. Bestehen jedoch ernsthafte Zweifel, so bleiben noch statistische Methoden, die Wahrscheinlichkeitsrechnung etwa, um zu ermitteln, ob es sich wirklich um Mosaikbildungen handelt. Bei den diesbezüglichen Überlegungen muß der Cytogenetiker auch das Alter des Patienten in Betracht ziehen. Zellen mit abweichenden Chromosomenzahlen treten in Gewebekulturen älterer Menschen mit größerer Häufigkeit auf, auch wenn kein Grund vorliegt, echte Mosaikbildung anzunehmen.

Während bei der Mosaikbildung der Anteil an Zellen mit normalen, niedrigeren und höheren Chromosomenzahlen in jedem Gewebe auch dann konstant ist, wenn man die Proben zu verschiedenen Zeiten entnimmt, können sich andererseits zwischen einzelnen Geweben auch beträchtliche Unterschiede ergeben. So besteht die Möglichkeit, daß alle in Kultur genommenen Körpergewebe den gleichen Hinweis auf Mosaikbildung erbringen, was besagt, daß die „Bürger aller Staaten dieses Commonwealth Körper" ihre Abstammung von zwei oder mehr Erb- oder Stammlinien erkennen lassen. Ebenso kann es sich aber auch herausstellen, daß es nur die eine „Nation" in diesem Gefüge, das eine Gewebe ist, bei dem sich Hinweise auf eine Abstammung von mehr als einem gemeinsamen Vorfahren ergeben. So ist, beispielsweise, der Fall eines Patienten bekannt geworden, bei dem sich in Kulturen peripherer Blutzellen keine Hinweise auf eine Abweichung vom normalen Status ergaben: Die Chromosomenzahl betrug 46, XY. Untersuchungen an Fibroblasten seiner Haut ließen dagegen die drei Stammlinien XO, XY und XXY erkennen.

Angesichts dieser Unterschiede zwischen den Geweben und angesichts der Möglichkeit, bei Chromosomenzählungen innerhalb der

Zellen eines einzigen Gewebes verschiedene Werte zu erhalten, ist in keinem Fall wirklich auszuschließen, daß ein Patient in gewissem Umfang nicht doch Mosaikbildungen aufweist, es sei denn, man untersuche jede einzelne seiner Körperzellen. Es mag wohl mit Sicherheit nachzuweisen sein, daß er eine Mosaikbildung darstellt, aber wir können niemals mit der gleichen Sicherheit angeben, daß er es nicht ist.

Nachdem wir die Morphologie der Zelle und der Chromosomen als Träger des genetischen Code betrachtet und unsere Erinnerung an die Abläufe der normalen Zellteilung aufgefrischt haben, nachdem wir wissen, wie es bei diesen Teilungen zu Fehlleistungen kommen kann, sind wir imstande, die klinischen Wirkungen chromosomaler Störungen zu untersuchen und dabei zu erfahren, in welcher Weise sie in der Praxis auftreten können.

Kapitel IV

Hautleistenmuster (Dermatoglyphen)

Ehe wir uns das klinische Bild von Störungen in Verbindung mit Chromosomen-Anomalien ansehen, müssen wir zuvor ein Gebiet der klinischen Untersuchung betrachten, das in Standard-Lehrbüchern bisher nicht aufgeführt ist. Es handelt sich um die Analyse der Leistenmuster an Hautpartien, die dem Druck ausgesetzt sind oder die eine feine taktile Empfindungsleistung besitzen, um die Haut an Fingerspitzen, Handflächen und Fußsohlen.

Diese Leistenmuster (Dermatoglyphen, Hautgravierungen) sind wohl zu unterscheiden von den gröberen Falten und Furchenzügen, in denen sich die Wahrsager auskennen. Dermatoglyphen sind etwas für Kriminaldetektive und erst seit jüngerer Zeit auch ein Anliegen „medizinischer Spürhunde".

Fingerbeermuster

Betrachtet man seine Fingerspitzen durch ein Vergrößerungsglas (ein elektrisches Otoskop ohne Vorsatz ist gut hierfür geeignet), so sieht man bekanntlich Muster aus feinen Rillen, längs deren Kämmen die winzigen Schweißporen liegen. Vermutlich sollen diese Leisten mit ihrem Muster eine Vergrößerung der Reibungsfläche beim Greifen wie eine erweiterte Tastfläche bei der Berührung bewirken. (Neuweltaffen besitzen derartige Rillenmuster an ihren Greifschwänzen.) Diese Leistenmuster sind — wahrscheinlich durch mehrere Gene — erblich determiniert.

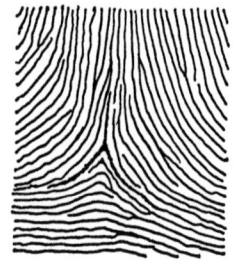

Abb. 16. Triradius am Treffpunkt dreier Hautleistensysteme

Innerhalb der Fingerbeermuster wird man in den meisten Fällen Stellen erkennen, an denen durch das Zusammentreffen von drei Leistenzügen winzige Dreiecke entstehen (Abb. 16). Solche Treffpunkte von drei Rillensystemen bezeichnet man als „Triradien".

Für klinische Untersuchungen sind drei Mustertypen geeignet. Sie können einfach als zur Fingerspitze hin mehr oder weniger gekrümmte Leistenzüge verlaufen. In einem solchen „Bogenmuster" findet sich kein Triradius sondern nur Reihen von parallel ziehenden Leisten (Abb. 17).

Fingerbeermuster

Wesentlich häufiger anzutreffen ist die „Schleife", die nach einer Seite des Fingers hin schleifenartige Rillenführung, am entgegengesetzten Ende einen einzigen Triradius aufweist (Abb. 18). Ein Fin-

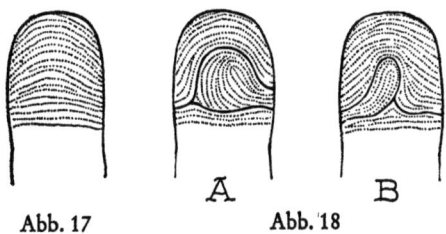

Abb. 17   A   B
          Abb. 18

Abb. 17. Fingerbeerbogen. Der hier abgebildete Bogen ist im Vergleich mit dem auf Abb. 21 dargestellten als weit zu bezeichnen. Man beachte, daß im Bogenmuster keine Triradii auftreten

Abb. 18. Fingerbeerschleifen. Die Schleife in A ist weit, die in B eng gezogen. Die Größe der Schleife wird durch die Leistenzahl bestimmt (vgl. Abb. 23). Eine Schleife weist einen einzigen Triradius auf. Handelte es sich um Finger der rechten Hand, bezeichnete man A als radiale Schleife, B als ulnare Schleife

gerbeermuster mit nur einem Triradius wird vereinbarungsgemäß als Schleife bezeichnet, wobei deren Ausgestaltung beträchtlich variieren kann. Es gibt weit geöffnete (Abb. 18 A) und enge Schleifen mit dichtem Rillenzug (Abb. 18 B). Öffnet sich die Schleife zu der dem Daumen zugekehrten Seite, so heißt sie „Radialschleife", ist sie zur Seite desjenigen Fingers hin geöffnet, der dem kleinen Finger zunächst liegt, spricht man von einer „ulnaren Schleife". Ein Triradius an einem Finger ist gleichbedeutend mit einer radialen oder ulnaren Schleife. Als dritte Mustervariante kennt man den „Wirbel" (Abb. 19). Typische Wirbel entstehen entweder durch spiraligen Leistenverlauf oder durch

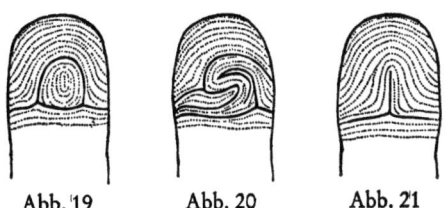

Abb. 19   Abb. 20   Abb. 21

Abb. 19. Echter Fingerbeerwirbel. Das zentrale Feld erscheint völlig geschlossen. Man beachte, daß in diesem Fall zwei Triradii vorhanden sind

Abb. 20. Fingerbeerwirbel mit Zwillingsschleifen. Da hier zwei Triradii vorhanden sind, zählt man dieses Muster bei der Auswertung von Fingerbeermustern zu den Wirbeln

Abb. 21. Tannenbogen („Tented arch"). Dieses enge Bogenmuster scheint einen Triradius aufzuweisen. Tatsächlich treffen hier aber nur zwei Leistensysteme zusammen

parallel ziehende konzentrische Ringe. Wirbel weisen zwei Triradien auf. In manchen Fällen verlaufen die Leisten bei einem Wirbel nicht so deutlich und wirken mehr wie zwei verschlungene Schleifen (Abb. 20). Für unsere Zwecke bezeichnen wir jedes Fingerbeermuster mit zwei Triradien als eine Wirbel.

Bögen besitzen also keine, Schleifen einen und Wirbel zwei Triradien. Es gibt aber auch eine Ausnahme von dieser Regel: Die Leisten eines Bogens können so dicht beieinander liegen, daß ein zentraler Rillenkern entsteht. Der in diesem Fall zentral auftretende Triradius ist das Kennzeichen der als „Tannenbogen"[1] bezeichneten Konfiguration (Abb. 21). Für unseren Zweck zählen wir ihn zu den Bögen.

In der Literatur über cytogenetische Störungen ist es üblich, die Leistenmuster vereinfacht darzustellen. Eingezeichnet werden lediglich die drei prägnanten Leistenverläufe, die gegebenenfalls an den Triradien zusammentreffen, wodurch die Grundelemente des betreffenden Musters umrissen sind (Abb. 22).

Hinweise auf die Größe des Musters, also Angaben darüber, ob es sich um eine große, weit angelegte Schleife oder um eine schmale handelt, ob ein Wirbel als klein oder groß zu bezeichnen ist, können sich als sinnvoll erweisen. Man stellt den Mittelpunkt der Schleife oder des Wirbels fest und zieht von hier aus eine Gerade zum Zentrum des nächsten Triradius. Die Anzahl der dabei überquerten Leisten ergibt die „Leistenzahl" dieses Musters (Abb. 23). Bei Bögen gibt es keine Leistenzahl, obwohl auch sie breit gezogen oder als Tannenbogen ausgebildet sein können.

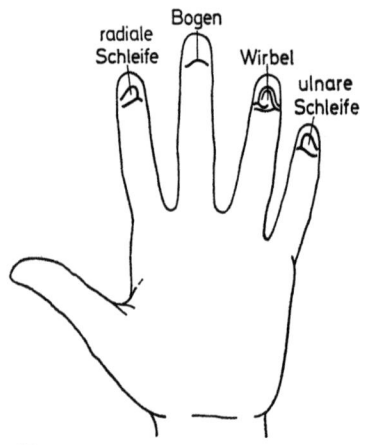

Abb. 22. Die in medizinischen Arbeiten übliche Art der Musterdarstellung. Ausgezogen werden nur die Leisten, die sich — falls solche vorhanden — in den Triradii treffen, wodurch die Grundform des Musters umrissen ist. Bögen zeichnet man als einfache Linien ein

Welchem Zweck dienen nun alle diese Erhebungen? Welche Beziehungen bestehen zwischen ihnen und dem klinischen Befund? Bei normalen Individuen lassen sich bestimmte Muster häufiger als die übrigen antreffen. Betrachtet man die Fingerbeermuster beider Hände, insgesamt also zehn Einzelmuster, und ermittelt deren Häufigkeit inner-

---

[1] Im englischen Sprachgebrauch wird dieses Musterelement als „tented arch" (Zeltbogen) bezeichnet, ein Terminus, dem vergleichsweise das Bild eines Zeltes mit zentralem Stützpfahl zugrunde liegt.

halb einer großen Population von normalen Europiden, so wird man finden, daß Schleifen sowohl vom radialen wie vom ulnaren Typ in 70%, Wirbel in 25% und Bögen in 5% der Fälle auftreten. Ulnare Schleifen kommen elfmal so häufig vor wie radiale, und weite Bögen treten siebenmal häufiger auf als Tannenbögen.

Die oben angegebenen Häufigkeitsverhältnisse beziehen sich nicht auf jeden Finger im einzelnen, denn jeder von ihnen besitzt seine eigene individuelle Musterhäufigkeit, deren Summe das jeweilige Gesamtverhältnis bestimmt.

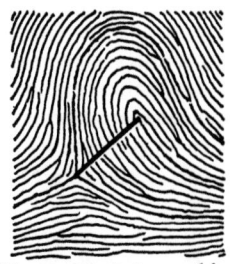

Abb. 23. Die Leistenzahl errechnet sich aus der Zahl der Leisten, die durch eine vom Musterkern zum Triradius gezogene Linie geschnitten werden. Liegt ein Wirbel vor, so ergeben sich zwei Werte, für jeden Triradius einer

Während, beispielsweise, Schleifen das an allen Fingern am häufigsten anzutreffende Muster bilden, bewegt sich ihre Häufigkeit zwischen 85% am V. Finger und 34% am II.; Wirbel, die seltener sind als Schleifen, treten häufiger am IV. (42%) und am I. Finger auf (35%) als am III. und V. (18% bzw. 13%).

Außerdem bestehen zwischen den beiden Händen Unterschiede. Während Wirbel, wie bereits gesagt, sich mit größerer Häufigkeit am I. Finger finden, sind sie öfter am I. Finger der rechten Hand als am I. Finger der linken anzutreffen (39% und 31%). Als weiteres Beispiel läßt sich hier die Häufigkeit radialer Schleifen am IV. Finger anführen, an welchem sie — anteilmäßig mit 0,6% — selten zu finden sind: an der linken Hand beträgt ihre Häufigkeit 0,9%, an der rechten nur den dritten Teil davon, nämlich 0,3%.

An großen Populationen gewonnene und zu Tabellen zusammengestellte Daten geben die Häufigkeiten der Musterelemente — Schleifen (radiale wie ulnare), Wirbel und Bögen — an den einzelnen Fingern jeder Hand bei normalen Individuen wieder (Tab. 1).

Tabelle 1. *Prozentuale Häufigkeiten der vier hauptsächlichen Fingerbeermuster bei normalen Europiden.* (Aus: NORMA FORD WALKER: Pediat. Clin. N. Amer. May 1958. Philadelphia: W. B. Saunders Co.)

Muster	Finger linker und rechter Hände									
	I		II		III		IV		V	
	L	R	L	R	L	R	L	R	L	R
Wirbel	30,8	38,6	33,4	35,7	17,4	19,4	36,9	46,6	12,0	14,6
Ulnare Schleife	62,7	57,3	36,3	31,1	71,4	70,9	60,2	52,0	85,4	84,0
Radiale Schleife	0,8	0,8	19,4	20,3	2,6	3,4	0,9	0,3	0,1	0,3
Bogen	5,8	3,3	10,9	12,9	8,6	6,3	3,0	1,1	2,6	1,1

Der Zweck aller dieser Bemühungen wird in dem Augenblick offenbar, an dem man erkennt (CUMMINS, 1936), daß die Verteilung der Leistenmuster bei Patienten mit bestimmten Chromosomenanomalien nicht denen normaler Personen entspricht. Ja, es ist umgekehrt sogar möglich, aus der Art und Weise wie dem Maß, in welchem die Hautleistenmuster eines Patienten von der Norm abweichen, einen Index für die Wahrscheinlichkeit zu berechnen, mit der er Träger einer Chromosomenaberration ist, wie sie sich z. B. bei den sogenannten Mongoloiden (vgl. Kap. V) mit einer Trisomie von Chromosom 21 anzeigt. In Tab. 2 sind die Musteranteile beim II. Finger, dem Zeigefinger der

Tabelle 2. *Prozentuale Häufigkeiten von Mustern am zweiten Finger der linken Hand bei Mongoloiden und Normalen.* (Aus: NORMA FORD WALKER: Pediat. Clin. N. Amer. May 1958. Philadelphia: W. B. Saunders Co.)

Muster	Zeigefinger der linken Hand	
	Mongoloide	Normale
Wirbel	11,9	33,4
Ulnare Schleife	82,4	36,3
Radiale Schleife	2,3	19,4
Bogen	3,4	10,9

linken Hand, für Normale und „Mongoloide" einander gegenübergestellt. Danach finden sich radiale Schleifen am Zeigefinger normaler Individuen etwa achtmal häufiger als bei Mongoloiden. Ulnare Schleifen treten etwa zweieinviertelmal häufiger bei Patienten mit Mongolismus als bei Normalen auf.

In dieser Weise haben die Fingerbeermuster zur Ergänzung des klinischen Bildes beigetragen und bieten als numerisch exaktes Maß eine Hilfe bei der Diagnose gewisser chromosomaler Anomalien. Die Zuverlässigkeit ihrer Angaben kann durch das Einbeziehen weiterer Leistenmustern an anderen Hautbezirken als den Fingerspitzen noch gesteigert werden.

Handflächenmuster

Betrachten wir die Innenflächen unserer Hand genauer, so fallen eine Reihe von Punkten auf, an denen drei Leistensysteme zu Triradien zusammentreffen. Einer, als a bezeichnet, findet sich an der Basis des II. Fingers (des Zeigefingers) im Bereich des Metacarpus-Kopfes. Entsprechend sind Triradien (b, c, d) am Grunde der Finger III, IV und V anzutreffen. Über dem Metacarpus-Kopf des Daumens befindet sich kein Triradius sondern, meist nahe der distalen Gelenkfurche, ein „axialer Triradius" (Abb. 24 „t"). Gelegentlich tritt auch mehr als nur ein axialer Triradius auf. In solchem Fall besitzt dann der am weitesten distal gelegene Bedeutung für die klinische Analyse.

Die Position des axialen Triradius läßt sich auf zweierlei Weise fixieren: sie kann einmal prozentual zur Länge der gesamten Handfläche, gemessen von der distalen Gelenkfurche bis zur Knickfurche an der Basis des Mittelfingers bestimmt werden. Ein Wert von weniger

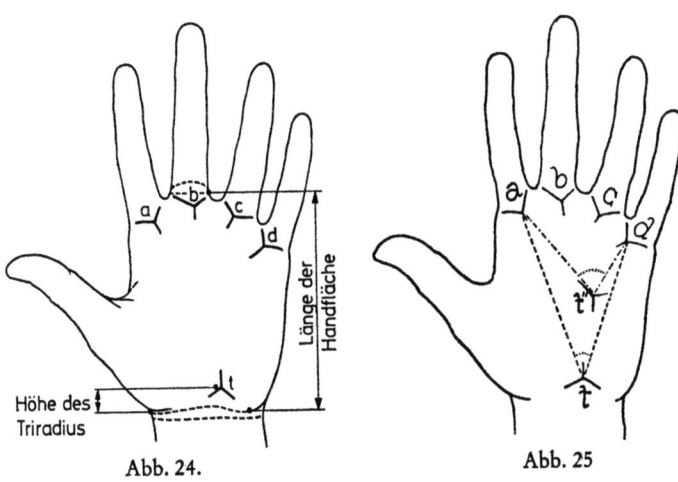

Abb. 24.   Abb. 25

Abb. 24. Höhe des axialen Triradius. Der Wert kann in Prozenten der gesamten Handflächenlänge von der „Armbandfurche" (Handgelenkfurche) bis zur mittleren Metacarpo-phalangealfurche angegeben werden und liegt normalerweise unter 40%

Abb. 25. Die Lage des axialen Triradius kann durch den Winkel bestimmt werden, der durch Verbindung der Triradien bei a und bei d mit dem axialen Triradius entsteht und der normalerweise kleiner ist als 57°. Je weiter distalwärts der Triradius liegt, desto größer ist der Winkel

Abb. 26. Lage der dritten Interdigitalzone. Hier finden sich nicht in jedem Fall echte Musterelemente

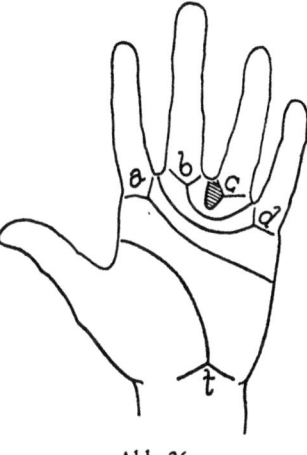

Abb. 26

als 40% wird hier als normal angesehen, während Werte über 40% einen „hohen" axialen Triradius anzeigen. Manchmal findet sich auch eine andere Art der Einteilung: t = 0 bis 14,9%; t' = 15 bis 39,9% als Zwischenwert und t" = 40% und darüber. Ferner kann man die Position des axialen Triradius durch den Winkel der Verbindungslinien der Triradien a und d mit dem axialen Triradius t bestimmen, wie dieser auch immer gelegen sein mag, also durch den Winkel „a—t—d"

(Abb. 25). Je spitzer dieser Winkel ist, desto weiter proximal wird natürlich der Triradius liegen, je stumpfer er angelegt ist, desto höher, d. h. desto weiter distal wird die Position des Triradius sein. Winkel über 56° kennzeichnen einen hohen Triradius.

Auf welche Weise man sie auch bestimmt, die Position des Triradius ist als Merkmal bei der Diagnose von Chromosomen-Anomalien von Bedeutung. Während auch bei Normalen hohe Triradien zu finden sind, treten sie doch beispielsweise siebenmal häufiger im Fall von Mongolismus auf. Im Fall einer anderen Chromosomen-Anomalie, der Trisomie innerhalb der Gruppe D (Chromosomen 13—15), liegt der Triradius mit hoher Wahrscheinlichkeit in äußerst distaler Position, so daß der Winkel a—t—d hier größer ist als 90°.

Findet sich der axiale Triradius relativ weit distal, so kommen mit erhöhter Wahrscheinlichkeit echte Muster wie Schleifen oder Wirbel auf der ulnaren Seite der Handfläche, im Bereich des Hypothenar-Ballens vor. Solche echten Hypothenar-Muster an Stelle einfacher „offener Felder" treten mit größerer Wahrscheinlichkeit bei Patienten mit chromosomalen Anomalien auf.

Verfolgt man den Verlauf der Hautleisten, die in den Triradien zusammentreffen — man spricht von deren Radianten — so wird deutlich, daß der lange Radiant des Triradius a zum Hypothenar-Ballen und zur ulnaren Seite der Handfläche hin verläuft. Der lange Radiant des Triradius b endet zwischen Ringfinger und dem kleinen Finger (den Fingern IV und V). Dabei umfährt er den Raum zwischen den Fingern III und IV (Abb. 26). Ein echtes Muster innerhalb dieses vom b-Radianten begrenzten Feldes findet sich häufiger in Fällen mit bestimmten Chromosomen-Anomalien als bei Normalen.

Im Verlauf der letzten Jahre hat es sich deutlich gezeigt, daß Fingerbeer- und Handleistenmuster zur Diagnose chromosomaler Störungen beitragen können. Unsere Untersuchungen von Dermatoglyphen lassen sich jedoch noch weiter ausdehnen.

Die Fußsohlen

Hier haben wir bisher lediglich gelernt, Musterbildungen oder auch ihr Fehlen im Bereich des Fußballens, also in der über dem Kopf des ersten Metatarsalknochens, in der um die große Zehe gelegenen Zone, zu interpretieren. Es können sich dabei ebenso zahlreiche Muster wie auch ein „offenes Feld" vorfinden. Das häufigste normale Muster besteht in einer distalen Schleife, die sich zum Interdigitalraum hin öffnet. Sie findet sich bei etwas mehr als 50% normaler Fußsohlen und weist am rechten und linken Fuß etwa die gleiche Häufigkeit auf (Abb. 27 A). Distale, eng gezogene Schleifen mit niedrigen Leistenzahlen zwischen der zentralen Rille und dem am nächsten gelegenen Triradius (Abb. 27 B) finden sich bei Mongolismus häufiger als in der allgemeinen Population. Je geringer die Leistenzahlen und je enger gezogen der Schleifenverlauf, desto höher ist die Wahrscheinlichkeit für einen derartigen Musterträger, an Mongolismus zu leiden und desto geringer sind seine Chancen, normal zu sein.

In diesem Bereich um die große Zehe findet sich der vielleicht charakteristischste Verlauf aller Hautleistenmuster. Es handelt sich um eine Ausprägung, die bei Normalen derartig selten auftritt und die so häufig in Verbindung mit dem Syndrom des Mongolismus anzutreffen ist, daß ihr Vorhandensein allein bereits den klinischen Verdacht zugunsten dieser Diagnose außerordentlich bestärkt. Das Muster betrifft den Tibialbogen, dessen Elemente zwischen der großen Zehe und der zweiten Zehe beginnend, über den Ballen der großen Zehe tibialwärts ziehen (Abb. 27 C). Bei Normalen weist nur eine unter 200 Fußsohlen einen solchen Tibialbogen auf, der bei der Hälfte der Sohlen Mongoloider auftritt.

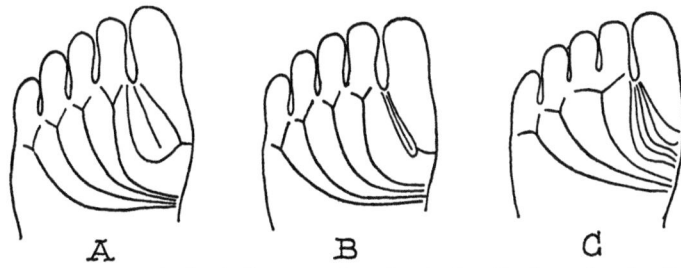

Abb. 27. Der Großzehenballen. A zeigt eine breite, B eine schmale, distale Schleife, C einen Tibialbogen. Dieses letzte Muster tritt bei Normalen selten auf und findet sich so häufig bei Mongoloiden, daß es für sich bereits von diagnostischem Wert ist. (Aus: NORMA FORD WALKER: Pediat. Clin. N. Amer. May 1958. Philadelphia: W. B. Saunders Co.)

In Verbindung mit anderen Chromosomen-Anomalien finden sich weitere ungewöhnliche Musterbildungen. Bei Patienten mit dem D_1-Trisomie-Syndrom — es handelt sich um ein in dreifacher Anzahl vorhandenes Chromosom der D-Gruppe, ohne daß genau angegeben werden könnte, um welches — kann eine normalerweise sonst selten nach der Fibularseite hin geöffnete Bogenfigur vorhanden sein.

Vieles wäre noch zur Analyse der Hautleisten zu sagen. Man sieht bereits jetzt, daß hier viele Hinweismöglichkeiten gegeben sind, Möglichkeiten, die einer Diagnose zwar nicht den Grad von Sicherheit verleihen und die dennoch mit so großer Wahrscheinlichkeit (oder Unwahrscheinlichkeit) für das Vorhandensein einer Chromosomen-Anomalie sprechen, daß diejenigen, welche sich mit derartigen Störungen befassen, häufig auf die Untersuchung der Hautleistenmuster zurückgreifen. Wenn wir die 16 Felder analysieren, von denen wir bisher gesprochen haben — die zehn Fingerbeermuster, die axialen Triradien beider Handflächen, die Musterbildung oder sonstige Gestaltung der dritten Interdigitalregion beider Hände sowie die beiden hallucalen Zonen — so läßt sich für einen Fall wie den Mongolismus ein derartig sicherer Wahrscheinlichkeits- oder Unwahrscheinlichkeits-Index aufstellen, daß man dieses Leiden mit ausreichender Sicherheit postalisch diagnostizieren kann, indem man lediglich die Hautleisten-Abdrucke eines Patienten auswertet.

Beugefurchenmuster

Die hauptsächlichen Beugefurchen der Hände und Finger sind, abgesehen von kleineren individuellen Abweichungen, ziemlich konstant. Einige dieser Furchen dienen mit ihren Abwandlungen den Handliniendeutern zur Vorausbestimmung der angeblichen Zukunft ihrer Träger. Kliniker stehen mit ihren diese Furchen betreffenden Erhebungen da wohl auf festerem Boden!

An der Handwurzel erkennen wir die Handgelenks- oder „Armbandfurche", am weitesten distal die Handfläche durchlaufend, die „Herzlinie", ferner die als „Kopflinie" bezeichnete proximale Querfurche und schließlich die lange, den Daumenballen umziehende Longitudinalfurche, die „Lebenslinie" (Abb. 28). Als Finger-Beugefalten sind jeweils die Metacarpophalangeal- und die Interphalangeal-Linien zu unterscheiden.

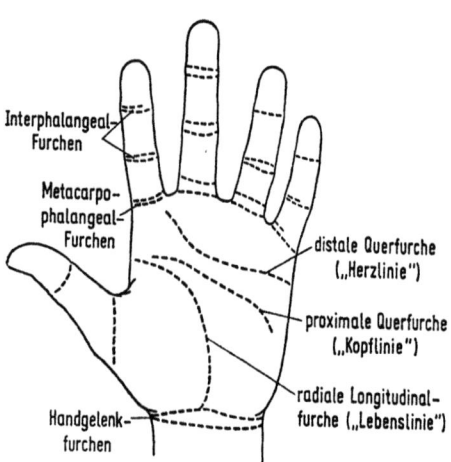

Abb. 28. Palmare und digitale Hautfurchen. Dieses sind die Linien, deren sich die Wahrsager bedienen. Obwohl in der Linienführung einige Variationen auftreten können, ist ihre Verteilung ziemlich konstant. Das Vorhandensein einer einzigen Interphalangealfurche deutet auf eine Chromosomenanomalie hin

Bei normalen Individuen laufen distale und proximale Querfurchen gewöhnlich nicht ineinander, so daß nur eine einzige Querfurche die

Handfläche durchzieht. Nur bei etwa 4% normaler Individuen findet sich eine solche quer über die Handfläche ziehende „Affenfurche" oder „Vier-Finger-Furche" (Abb. 29 A, B, C). Mongoloide indessen weisen eine derartige Furche ein- oder beidhändig in etwa 40% der Fälle auf. Ihre Anwesenheit spricht damit zwar zugunsten autosomaler Anomalien, ist aber keineswegs diagnostisch entscheidend.

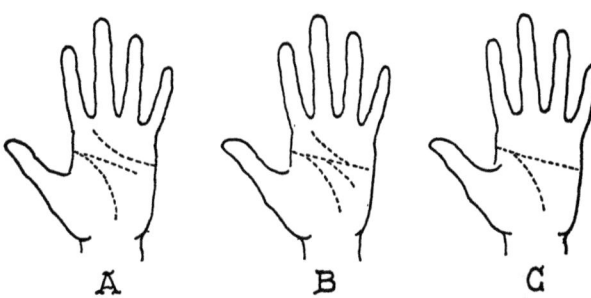

Abb. 29. Die quer über die Handflächen verlaufende Affenfurche oder Vierfinger-Furche. Bei A normaler Verlauf; B stellt einen Übergangsfall von einiger Bedeutung dar; C zeigt einen echten Querfaltenverlauf, wie er bei etwa 4% der Normalen, jedoch bei 50% der Mongoloiden auftritt und in Verbindung mit anderen chromosomalen Störungen häufig anzutreffen ist

Viele Patienten mit einer Trisomie von Chromosom 18 besitzen eine solche Furche. Ebenso tritt sie in drei Viertel der Fälle bei Trisomie in der D-Gruppe — ein Paar der Chromosomen 13—15 betreffend — auf. Auch ein ungewöhnlich hoher Anteil an Patienten, denen ein X-Chromosom fehlt (Turner-Syndrom, XO), haben eine solche Querfalte. Ihre allgemeine diagnostische Bedeutung ist also nicht zu leugnen.

Wenn überhaupt je, so besitzen Normale nur in Ausnahmefällen eine einzige digitale Interphalangealfurche. In Begleitung von chromosomalen Störungen tritt sie jedoch nicht selten auf. Unter den Mongoloiden tragen etwas mehr als 20% an einem oder beiden fünften Fingern nur eine einzige Knickfurche. Annähernd die Hälfte der Patienten mit einer Trisomie von Chromosom 18 weist ebenfalls eine solche einzige Furche auf. schließlich kann dieses abnorme Merkmal auch beim XO-Turner-Syndrom angetroffen werden. Mit gutem Grund läßt sich soviel sagen: das Vorhandensein von nur einer Digitalfurche erfordert eine Chromosomenanalyse des betreffenden Patienten.

Kapitel V

Störungen durch autosomale Anomalien

Mongolismus oder das Down-Syndrom

Bei unserer Beschreibung klinischer Aberrationen in Verbindung mit Abweichungen von der normalen Chromosomenmorphologie oder -zahl erscheint es angebracht, mit dem Mongolismus oder, wie man eigentlich besser sagte, mit dem Down-Syndrom zu beginnen. An ihm lassen sich die klassischen Erscheinungsformen der Chromosomenanomalie besonders gut demonstrieren. Es ist vielleicht auch die am meisten untersuchte Störung. Vor nunmehr hundert Jahren erschien die erste Beschreibung dieses Leidens in den London Hospital Reports.

Im Jahr 1866 begann LANGDON DOWN seine Veröffentlichung über „Beobachtungen einer ethnologischen Klassifikation bei Idioten" (Observations on an Ethnic Classification of Idiots) folgendermaßen:

„Wer sich mit angeborenen geistigen Störungen befaßt hat, dem mußte es häufig Schwierigkeiten bereiten, die verschiedenen Erscheinungsformen, die ihm dabei begegneten, in befriedigender Weise einzuordnen. Diese Schwierigkeiten werden auch nicht geringer, wenn man auf frühere Berichte über dieses Thema zurückgreift."

Obwohl, wie gesagt, inzwischen 100 Jahre vergangen sind, muß man leider zugeben, daß diese Worte auch heute noch weitestgehend gelten. Aber es sind die Ergebnisse der Bemühungen von DOWN um eine neue Klassifikation, durch die wir diesen stereotyp ausgeprägten Krankheitskomplex erkennen lernten.

„Unter der großen Zahl von Idioten und Imbezillen, die ich beobachtet habe, ließ sich ein beträchtlicher Anteil einer der großen Untergruppen der menschlichen Familie zuordnen, die jedoch nicht derjenigen entsprach, von welcher sie abstammten. So habe ich einige durch ihre Merkmale gut der äthiopischen Gruppe zuzuordnende Individuen angetroffen, welche die charakteristischen Wangenknochen, die vorstehenden Augen, wulstigen Lippen und ein fliehendes Kinn besaßen ... Einige Typen lagen wieder mehr im Bereich der malayischen Volksgruppen und erinnerten mit ihrem weichen gelockten Haar, den vortretenden Wangenknochen, ihrem großen Mund an Individuen, wie man sie auf den Südseeinseln antrifft. Auch hat es nicht an Analogien zu Menschentypen gefehlt, die mit flacher Stirn, vortretenden Wangenknochen, tiefliegenden Augen und einer leicht affen-ähnlichen Nase ausgestattet, die Ureinwohner des amerikanischen Kontinents bildeten.

Die große Familie der Mongoliden hat zahlreiche Vertreter, und auf diese Unterteilung möchte ich in dieser Veröffentlichung die besondere Aufmerksamkeit lenken. Eine sehr große Zahl kongenitaler Idioten sind typische Mongolen. Die Übereinstimmung ist so auffallend, daß es schwerfällt, sie für Kinder ihrer eigenen Eltern zu halten, wenn man sie diesen gegenüberstellt."

Down fährt dann fort, den typischen „mongoloiden" Idioten zu beschreiben und erwähnt dessen breites flaches Gesicht, die schrägstehenden Augen und die ausgeprägten Epicanthusfalten. Er weist auf die dicken, aufgesprungenen Lippen, die wulstige Zunge mit der groben Oberfläche ebenso auf die kleine Nase hin. Er beschreibt die Haut — und hierbei stellt er vermutlich irrtümlich einen hypothyreoiden Schwachsinnigen zu den Mongoloiden — als schmutzig gelb und unelastisch. Er erwähnt den ausgesprochenen Sinn für das Lächerliche, den Sinn für Komik und die Fähigkeit der Nachahmung. Er stellt fest, daß die meisten von ihnen zwar sprechen lernen, daß ihre Sprache jedoch wenig artikuliert und undeutlich bleibt. Er weist auf ihre Neigung zu Infektionen während der kalten Jahreszeit hin und betont entsprechende Erfolge durch Gewöhnung. Es ist wirklich eine meisterhafte Beschreibung, die uns Down erstmalig von dem Syndrom gibt, das wir inzwischen selbst so gut kennengelernt haben.

Den Spekulationen, die er hinsichtlich der Ätiologie anstellt, kann man aber nicht folgen. Jedoch trifft er den Kern, wenn er bemerkt: „Stets sind es Idioten von Geburt an und entstehen niemals durch Unfälle nach der Geburt", aber andererseits ist er auch der Meinung, daß „sie größtenteils Degenerationserscheinungen darstellen, die zu der bei den Eltern angetroffenen Tuberkulose in Beziehung stehen".

Er gibt an: „Idiotie vom mongoloiden Typ findet sich in mehr als zehn Prozent der Fälle, die mir vorgestellt werden." In einem Bericht, der 1955 im Staate New York erschien, ist die Häufigkeit des Mongolismus unter 12 000 retardierten Kindern mit 9,8 % angegeben.

Beschäftigt man sich mit der Downschen Beschreibung näher, so ist man doch ziemlich überrascht, wie relativ wenig in den nachfolgenden 90 Jahren trotz wirklich umfangreicher Bemühungen hinzugelernt worden ist. Immerhin, es gibt ein paar bedeutende Marksteine an diesem Weg. Fraser und Mitchell führten 1876 aus, daß Mongoloide vorwiegend am Ende größerer Geschwisterreihen geboren werden und 1909 wies Shuttleworth darauf hin, daß es sich dabei eher um eine Beziehung zum mütterlichen Alter als um die Stellung des Kindes in der Geschwisterreihe handle.

Im ersten Jahrzehnt des 20. Jahrhunderts gelang es, Mongolismus und Kretinismus voneinander zu unterscheiden. Bis dahin hatte man beider Erscheinungsformen nicht trennen können. Man erkannte ferner, daß bei den Mongoloiden keine Regressionstypen im Hinblick auf andere ethnologische Gruppen vorlagen und daß die Ähnlichkeit mit den Einwohnern der Mongolei nur oberflächlicher und rein zufälliger Natur war. Dazu wurde bekannt, daß sich das Syndrom ebenso bei Negern, Indern, Japanern und Chinesen findet.

Im Jahr 1933 griff PENROSE erneut die Beziehung zwischen Mongolismus, Anzahl der Geburten und dem mütterlichen Alter auf und stellte, ungeachtet der Zahl der von ihnen geborenen Kinder, eine Relation zum Alter der Mütter fest. Er fand 1951, daß die Häufigkeitskurve des Mongolismus, zu der des mütterlichen Alters in Beziehung gesetzt, zweigipflig verläuft, wobei der eine Gipfel, bei etwa 25 Jahren, in die Zeit der höchsten mütterlichen Reproduktion fällt und die zweite der mütterlichen Altersgruppe um 40 Jahre entspricht. Darüber hinaus wies er darauf hin, daß in Familien mit mongoloiden Angehörigen oder dann, wenn eine Mutter bereits zuvor ein mongoloides Kind geboren hatte, das mittlere Alter dieser Mutter bei der Geburt eines weiteren mongoloiden Kindes signifikant niedriger lag als erwartet. Das bot Hinweise auf das Vorhandensein von möglicherweise zwei Arten von Mongolismus: eine, bei welcher das mütterliche Alter den entscheidenden Faktor darstellte und eine andere, bei der andere Faktoren als dieser im Spiel waren.

Man hatte auch erkannt, daß sich eineiige Zwillinge im Hinblick auf das Leiden stets als „konkordant" erwiesen, womit gesagt ist, daß ein mongoloider Zwilling in jedem Fall ein ebensolches Geschwister besitzt. Bei dizygotischen Zwillingen lag die Konkordanz dagegen nicht höher als bei einzeln geborenen Geschwistern zu erwarten gewesen wäre. Das Leiden besaß also eindeutig eine erbliche Grundlage und beruhte nicht auf intrauterinen Umweltbedingungen. Außerdem hatte man feststellen können, daß im seltenen Fall der Schwangerschaft einer mongoloiden Frau die Aussichten für das Kind, mongoloid oder normal zu sein, etwa gleich hoch lagen.

Bereits im Jahr 1932 erwog DE WAARDENBURG, ob der Mongolismus nicht vielleicht auf einer Chromosomen-Aberration beruhe. Das war eine weit vorausschauende Vorstellung, der aber die Beweise fehlten.

LEJEUNE, GAUTIER und TURPIN wandten 1959 in Paris die drei Jahre zuvor durch TIJO und LEVAN gewonnenen Kenntnisse bezüglich der menschlichen Chromosomen-Verhältnisse an und konnten jetzt einwandfrei nachweisen, daß im Fall von Mongolismus im Satz ein kleines überzähliges akrozentrisches Chromosom der Gruppe G vorlag, dem man vereinbarungsgemäß die Nummer 21 zuordnete.

Damit war gezeigt, daß Mongoloide trisom für Chromosom 21 sind, das heißt, sie besitzen drei solcher Chromosomen an Stelle eines Paares und haben demnach 47, nicht 46 Chromosomen.

Nicht lange danach — etwa ein Jahr später — beschrieben POLANI und seine Mitarbeiter einen Mongoloiden mit 46 Chromosomen, also mit normaler Chromosomenzahl. Dieser Befund war zunächst angetan, die bisherige Annahme, wonach Mongolismus in jedem Fall auf der Anwesenheit eines überzähligen Chromosom des 21. Paares beruhte und damit als „Syndrom auf Grund der Trisomie 21" galt, zu erschüttern. Der Widerspruch war jedoch scheinbar und klärte sich in sehr befriedigender Weise auf. Man vermochte nämlich nachzuweisen, daß tatsächlich doch ein überzähliges Chromosom 21 vorhanden war, das nur an einem anderen Chromosom hing, das heißt an dieses transloziert war und auch dort seinen verderblichen Einfluß in der gleichen Weise geltend machte wie in „ungebundenem" Zustand.

CLARKE und ihre Mitarbeiter fanden 1961 ein Kind, das zwar einige Kennzeichen des Mongolismus aufwies, aber das Leiden doch nicht in der typischen Form zeigte. Vor allem war sein Intelligenz-Quotient (I.Q.) normal. Sie stellte bei diesem Kind dann zwei Zellpopulationen fest, nämlich eine Stammlinie mit Trisomie-21 und eine normale. Das Kind war demnach ein Mosaik, eine „mongoloide Mosaikbildung".

In dieser Richtung wurden zwischen den Jahren 1959 und 1961 wirklich große Fortschritte erzielt: Man stellte den Mongolismus mit der Trisomie-21 als die bei weitem häufigste Anomalie fest, und dazu war es möglich geworden, „Translokations-Mongoloide" und „mongoloide Mosaikbildungen" zu erkennen.

Wieviele Mongoloide oder potentielle Mongoloide werden zwar empfangen aber nicht geboren? Unter 200 embryonalen Aborten konnte CARR 1965 mit Hilfe von Gewebekulturen fünf Fälle von Trisomie für eines der akrozentrischen Chromosomen der G-Gruppe ermitteln. Ob es sich dabei um mongoloide Feten gehandelt hat, läßt sich nicht sagen, Chromosom 21, das „Mongolismus-Chromosom" und Chromosom 22 sind nicht einwandfrei zu unterscheiden, aber es ist nicht von der Hand zu weisen, daß mongoloide Feten (ebenso wie andere Embryonen mit chromosomalen Störungen) bevorzugt zu Fehlgeburten führen.

Die Häufigkeit des Mongolismus

Das große Interesse, das der Mongolismus im Lauf der letzten hundert Jahre gefunden hat, könnte den Eindruck erwecken, es handle sich dabei um eine sehr häufige Veranlagung. Das ist indessen nicht der Fall. Mehrere Beobachter haben festgestellt, daß Mongoloide unter 600 bis 700 Geburten einmal auftreten. Ein praktizierender Arzt mit einer Entbindung wöchentlich würde demnach alle zwölf Jahre einmal ein mongoloides Kind zu Gesicht bekommen. Angeborene Herzfehler treten, wenn wir alle verschiedenen Typen zusammenfassen, etwa viermal so häufig auf. Mongolismus kommt etwa doppelt so häufig vor wie cystische Pankreasfibrose oder Mucoviscidose.

Wie zuvor bereits erwähnt, findet sich Mongolismus auch bei Negern und ist ebenso in den asiatischen Völkergruppen ziemlich bekannt. Ob seine Häufigkeit jedoch der bei Europiden beobachteten entspricht, kann nicht mit Sicherheit gesagt werden. Es liegen einige Untersuchungen vor, in denen über eine jahreszeitlich bedingte Häufigkeitsschwankung berichtet wird, in anderen wieder ist von „Mongolismus-Epidemien" in einer Gemeinde die Rede. Möglicherweise kommt diesen Befunden keine besondere Bedeutung zu, und sie sind rein zufälliger Natur. Wie wir jedoch im letzten Kapitel dieses Buches noch sehen werden, könnten jedoch auch andere Faktoren eine Rolle spielen.

Seit mehreren Jahrzehnten weiß man jetzt, daß die Häufigkeit des Mongolismus in Verbindung mit dem mütterlichen Alter bei der Geburt schwankt. Mit zunehmendem Alter der Frau steigt die Wahrscheinlichkeit, daß sie ein mongoloides Kind zur Welt bringt, beträchtlich. Dabei ist es unerheblich, wieviele Kinder sie zuvor geboren hat (Abb. 30). Für eine junge Mutter von etwa 25 Jahren liegt das stati-

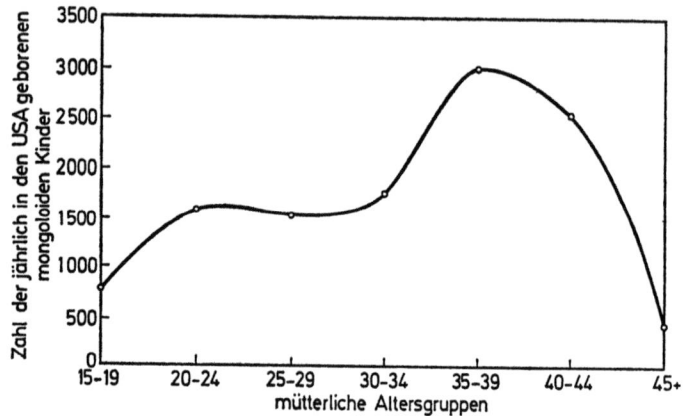

Abb. 30. Anzahl mongoloider Kinder von Müttern verschiedener Altersgruppen, die jährlich in den USA zur Welt kommen. (Aus: C. E. BENDA: The Child with Mongolism. New York: Grune and Stratton Inc.)

stische oder empirische Risiko der Geburt eines mongoloiden Kindes bei 2000 bis 3000 zu 1 und ist praktisch zu vernachlässigen. (Bei dieser Art der Berechnung statistischer Risiken bleiben Sonderfälle innerhalb der Gruppe junger Mütter unberücksichtigt, in welcher die individuelle Wahrscheinlichkeit unter Umständen sehr groß sein kann.) Eine Mutter in ihren reiferen Jahren — nehmen wir einmal 40 Jahre für diese Gruppe an — läuft mit 40 bis 70 zu 1 Gefahr, ein mongoloides Kind zu haben. In Abb. 31 ist das mit dem Alter ansteigende Risiko dargestellt.

Auf Grund mehrerer Beobachtungsreihen bestehen keine Zweifel, daß eine Mutter, die bereits ein mongoloides Kind geboren hat oder in deren Familie sich ein mongoloider Verwandter findet, mit größerer Wahrscheinlichkeit ein mongoloides Kind bekommt, beziehungsweise einem zweiten solchen Kind das Leben gibt, als eine Mutter, bei der nachweislich keine Verbindung zum Mongolismus besteht. Wir werden hierauf noch zurückkommen.

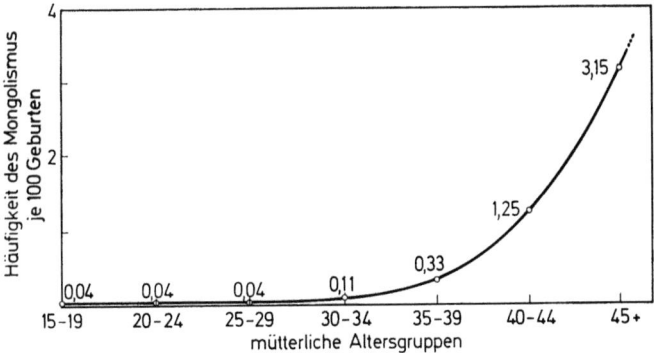

Abb. 31. Die Häufigkeit des Mongolismus je hundert Geburten bei verschiedenen mütterlichen Altersgruppen. (Die Kurve wurde auf Grund von Werten gezeichnet, die L. S. PENROSE in Kap. 13 von Human Chromosomal Abnormalities, Springfield, Ill.: Charles C. Thomas Publ., angibt)

Das klinische Bild

Es ist nicht beabsichtigt, hier eine erschöpfende Darstellung der einzelnen mit dieser Störung verbundenen Erscheinungsbilder zu geben. Darüber kann man in den Lehrbüchern nachlesen. Die am meisten auffallende und am meisten zu bedauernde Eigenschaft eines Mongoloiden ist wohl seine allgemeine geistige Retardierung. Sie kann verschieden stark ausgeprägt sein. Der Intelligenzquotient bewegt sich dabei zwischen 20 und 60%, das Mittel liegt bei 40%. Ob der Grad der Retardierung auf Grund einer gewissen Variabilität des Leidens selbst reguliert wird, läßt sich nicht sagen. Meiner Meinung nach erreichen Mongoloide von hoch intellektuellen Eltern — also solchen mit geistig besserem Erbgut — einen höheren Intelligenzgrad als diejenigen, die von geistig anspruchslosen und zurückgebliebenen Eltern stammen. Es kann natürlich sein, daß die verschieden ausgeprägten Anlagen der Intelligenz zusätzlich noch durch die Umwelt determiniert werden. So spricht vieles dafür, daß sich das Intelligenzpotential bei einem Mongoloiden am besten entwickelt, wenn man ihn anregt, bestätigt und ermutigt und ihn im Elternhaus mit Liebe umgibt. Wie auch immer die Dinge liegen mögen, so muß man auch bei dem aufgewecktesten mongoloiden Kind zugeben, daß es nie zu einem vollwertigen Mitglied der Gesellschaft wird, das seinen eigenen Unterhalt bestreitet.

Oft ist es für die Eltern schwierig, die Diagnose überhaupt erst einmal anzunehmen, denn für sie weist das Kind zunächst kaum Anzeichen einer Retardierung auf. Während seiner frühesten Kindheit zeigt sich ein Mongoloider sozusagen von seiner besten Seite und braucht sich im Vergleich mit anderen Kleinkindern seines Alters nicht besonders anomal zu verhalten. Mit der Zeit jedoch bleibt er in der Entwicklung mehr und mehr zurück, und nach einem Jahr läßt sich die Retardierung auch von besonders optimistischen Eltern kaum mehr übersehen.

Dieses traurige Bild hat aber auch eine versöhnliche Seite: Das mongoloide Kind ist ein glückliches Kind von freundlicher, drolliger und äußerst anschmiegsamer Wesensart. Es weint nicht unaufhörlich, ist nicht destruktiv und übellaunig wie andere retardierte Kinder. In der Familie ist es leicht zu behandeln und vermag mit seiner oftmals liebenswerten Art häufig auch Gegenliebe zu erwecken.

Natürliche bereiten solche Kinder ihren Eltern beim Laufen- und Sprechenlernen und bis zum Erlernen der körperlichen Sauberkeit Mühe. Das Laufen kann sich bis zum zweiten oder sogar bis zum dritten Jahr verzögern, aber sie lernen es alle. Die Entwicklung der Sprache geht immer langsam vor sich, aber auch diese bewältigen sie fast alle. Einige besitzen einen recht guten Wortschatz und klare Diktion, aber bei den meisten enden die Bemühungen mit einer wenig artikulierten, undeutlichen und gutturalen Redeweise und entsprechend einfachen Formulierungen. Auch das Erlernen der körperlichen Sauberkeit erfordert, wie das Laufenlernen, seine Zeit, aber fast alle sind auch hierin am Ende recht erfolgreich.

Die Erscheinung der Patienten ist auffallend (Abb. 32), und dennoch ist es schwer anzugeben, was ein Kind mongoloid erscheinen läßt, ebenso wie es schwierig ist, etwa genau zu bezeichnen, was einem hübschen Mädchen zu diesem Prädikat verhilft. Die Analyse einzelner Merkmale bietet keine allzu große Hilfe. Vielmehr ist es der Gesamteindruck, der, mehr als seine einzelnen Komponenten, die Diagnose eines Mongoloiden — oder eines hübschen Mädchens — bestimmt.

Mongoloide sind kleinwüchsig. Als Neugeborene liegen doppelt soviele von ihnen mit ihrem Körpergewicht unter 2250 g wie normale Kinder. Ihr ganzes Leben sind sie zumeist von kleiner Statur, und 75% bleiben mit ihrer Körperlänge gegenüber normalen Individuen entsprechender Altersklassen unter dem Durchschnitt. Nur wenige Mongoloide werden größer als 150 cm. Im Verhältnis zu ihrer Körperlänge neigen sie zu Übergewicht.

Besonders kurz sind die Gliedmaßen, wobei hauptsächlich die distalwärts gelegenen Knochen verkürzt erscheinen. Die Hände wirken quadratisch, die Finger kurz und dick. Vor allem kann der kleine Finger verkürzt und etwas nach innen gebogen sein, obwohl dies nicht als besonders wertvoller Hinweis gelten kann, wie auf Grund einiger Veröffentlichungen anzunehmen wäre. Die Hand wirkt im ganzen außerordentlich unmuskulös und fühlt sich in unverkennbarer Weise weich an. Die Füße sind kurz und breit und kaum durchgewölbt. Zwischen der großen Zehe und der nächstfolgenden findet sich häufig ein breiterer Zwischenraum.

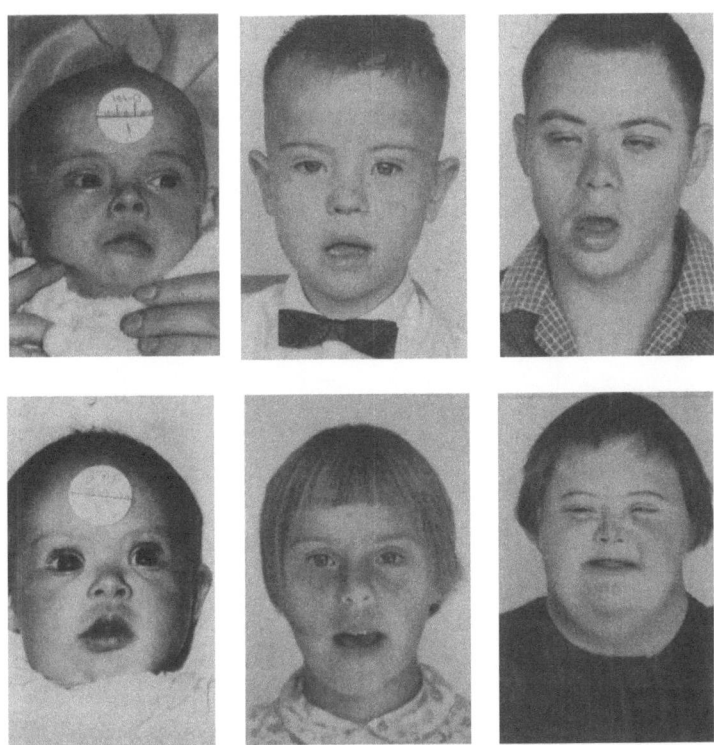

Abb. 32. Mongolismus oder das Down-Syndrom. Der Jugendliche rechts oben ist etwa 18 Jahre alt, die Frau in der zweiten Reihe darunter in mittlerem Alter. Die Markierungen an der Stirn der abgebildeten Kleinkinder dienen der Identifizierung bei einer Reihenuntersuchung

Der ziemlich kleine Kopf wirkt quadratisch, der Hinterkopf flach nach Art der Brachycephalen. Der Hals ist kurz und dick. Wegen des unterentwickelten Schädels liegen die Augen enger beieinander als bei Normalen. Die Orbitalsockel erscheinen klein und oval, wie das Röntgenbild erkennen läßt. Die Ohren sitzen tief am Kopf an und sind von ungewöhnlicher Gestalt. Während der Kindheit erscheinen sie klein, rund oder fast quadratisch und können sich bei Erwachsenen zu großen plumpen Organen entwickeln.

Die Augen erscheinen — wenigstens während der Kindheit — schräg nach außen gestellt. Dieses Merkmal verliert sich mit zunehmendem Alter mehr und mehr. In den meisten Beschreibungen wird auf die Lidfalte, eine bogig gezogene Falte des Oberlides, hingewiesen, die von diesem zum Nasenrücken hin verläuft, wodurch der Carunculus lacrimalis teilweise verdeckt ist. Ich bin persönlich nicht der Meinung, daß diesem Merkmal diagnostisch irgendein Wert zukommt. Es findet sich derart häufig bei normalen Kleinkindern, daß sein Auftreten bei Mongoloiden irrelevant erscheint (Abb. 33). Die Iris ist bei

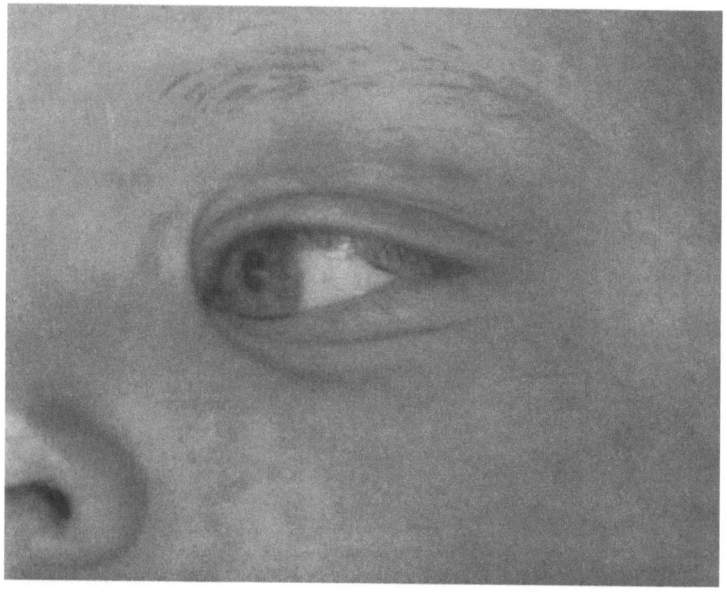

Abb. 33. Epicanthusfalte bei einem normalen Kind. Dieses Merkmal findet sich normalerweise so häufig, daß sein Vorkommen bei Mongoloiden diagnostisch von zweifelhafter Bedeutung ist

mongoloiden Kleinkindern häufiger blau oder grau als in der allgemeinen Population, und in den blauen oder grauen Augen Mongoloider treten oftmals und in wechselndem Ausmaß an der Peripherie weiße Flecken auf. Diese sogenannten Brushfield-Flecken finden sich zwar bei fast der Hälfte aller Mongoloiden, treten aber gelegentlich ebenfalls bei Normalen auf und besitzen daher keine diagnostische Bedeutung. Häufig schielen die Kinder auch, und in späteren Jahren zeigt sich bei vielen von ihnen eine degenerative Linsentrübung. Ebenso kann sich dann auch eine chronische Blepharitis entwickeln.

Die Nase ist häufig klein und der mongoloide Patient leidet laufend an verstopften Atemwegen und Infektionen. Das mongoloide Kind schnieft und schneuzt sich gewissermaßen von einer Infektion zur nächsten. Vermutlich ist hierfür die geringe Größe des Nasen-Rachenraumes verantwortlich. Die Zunge, die für den kleinen Mund zu groß ist, hängt bei vielen heraus, schwillt wahrscheinlich durch die dauernde Berührung mit der Luft an, springt auf und erscheint dann „scrotal". Die Lippen sind wulstig und aufgesprungen. Bei größeren Kindern und Erwachsenen kann sich die Unterlippe noch vergrößern und herunterhängen. Das Gebiß ist häufig nicht geschlossen, aber die Zähne scheinen besonders widerstandsfähig gegenüber Zahncaries zu sein. Das Kinn ist leicht fliehend, der Hals unterhalb des Kinns von überschüssigem Gewebe ausgefüllt, so daß sich oftmals das Bild eines „Doppelkinns" ergibt (Abb. 34). Der Rumpf weist keine Besonderheiten auf, nur die Brustwarzen sind ziemlich flach. Die Entwicklung der weiblichen Brust ist um Jahre verzögert, aber bei mongoloiden Frauen finden sich dann häufig große fettreiche Hängebrüste. Häufig sind Herzfehler anzutreffen, die in verschiedener Form vorliegen können. Wahrschein-

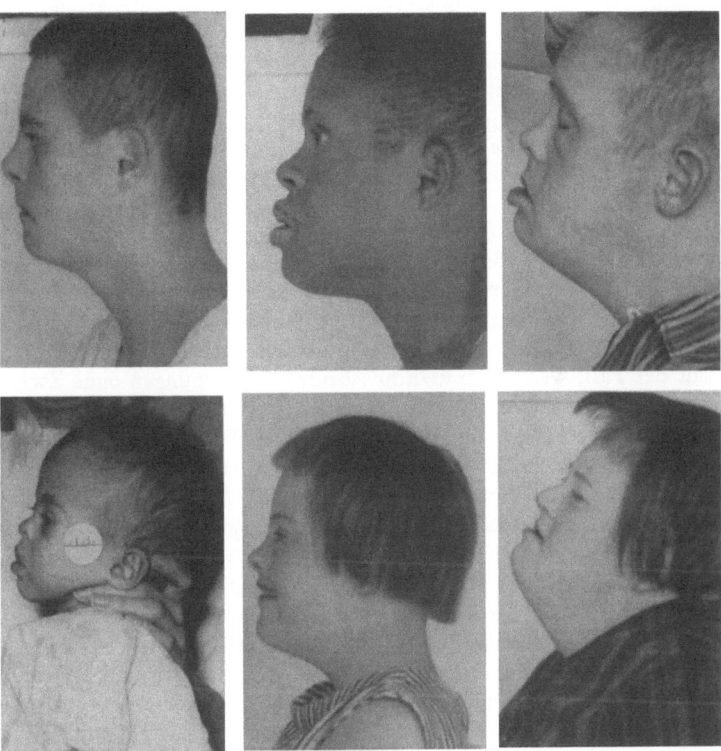

Abb. 34. Sechs Fälle von Mongolismus oder Down-Syndrom. Der Abfall der Unterkinn-Region sowie die Neigung zum Doppelkinn ist sehr konstant ausgeprägt. Der Mann oben rechts, die Frau unten rechts sind im mittleren Lebensalter

lich weisen fast 50% der Mongoloiden den einen oder anderen Herzdefekt auf. Der umfangreiche Septum-Defekt, die Atrioventricularis communis, tritt anscheinend am häufigsten auf. Auch eine Fallotsche Tetralogie in Verbindung mit Cyanose ist nicht selten anzutreffen.

Nur gelegentlich finden sich dagegen Anomalien des Gastrointestinaltraktes. Hier verdient es nur eine, besonders hervorgehoben zu werden, die Atresie des Duodenums. Wenn ein neugeborener Mongoloider an Darmverstopfung leidet, muß man an die Möglichkeit einer Duodenalatresie denken. Leidet, umgekehrt, ein neugeborenes Kind an Duodenalatresie, so sollte man prüfen, ob es sich nicht um einen Fall von Mongolismus handelt.

Die männlichen Genitalien sind oftmals abnorm. Neben einem winzigen Penis kann permanente Hodenretention vorliegen. Die Pubertät tritt häufig stark verzögert ein. Im männlichen Geschlecht scheinen überhaupt Degeneration der Testikel und Unfruchtbarkeit die Regel zu sein. Bei den weiblichen Genitalien werden große kissenartige Labia majora und schwach entwickelte Labia minora beschrieben. Diese Merkmale treten jedoch nicht besonders hervor. Pubertät und Menarche sind meist sehr verzögert, die Menstruation ist unregelmäßig, und es kommt früh zur Menopause.

Die Form des Beckens ist ungewöhnlich (Abb. 35). Die Ilium-Schaufeln sind breit und flach. Sie ragen über das Acetabularium hinaus, so daß sich der „Acetabularwinkel" verringert. Auch der „Iliumwinkel" erreicht nicht die Weite des normalen.

Besonders merkwürdig erscheint der Befund, daß sich akute Leukämie mindestens dreimal häufiger bei Mongoloiden als innerhalb einer vergleichbaren Altersgruppe Normaler entwickelt. Damit ist jedoch nicht gesagt, daß Mongoloide häufig an Leukämie erkranken. Das ist nicht der Fall, wenn auch zwischen beiden Erscheinungen ohne Zweifel eine Korrelation besteht, deren Ursachen noch unbekannt sind. Wir wissen jedoch, daß sich im Fall einer anderen Form der Leukämie, der chronischen myeloischen Leukämie, in den Zellen des peripheren Blutes eine Chromosomen-Anomalie nachweisen läßt. Dabei tritt ein winziges Fragment, das sogenannte Philadelphia-Chromosom, als Teil eines der kleinen akrozentrischen Chromosomen — vermutlich der Nummer 21 — auf. Diese Koinzidenz dürfte kaum zufällig sein.

Ebenso ist bekannt, daß bei chronischer myeloischer Leukämie die Aktivität der basischen Phosphatase bei Blutleukocyten herabgesetzt ist. Auf Grund dieses Befundes hat man daran gedacht, das Gen für diese Enzymtätigkeit möglicherweise in dem verlorengegangenen Teil des Chromosoms 21 zu lokalisieren. Wäre das der Fall, müßte man bei Mongoloiden mit ihrem überzähligen Chromosom 21 entsprechend eine Erhöhung der basischen Phosphatase-Aktivität ihrer Leukocyten feststellen können. Tatsächlich läßt sich eine derartige Erhöhung auch nachweisen.

Obwohl die Beobachtung einer erhöhten basischen Phosphatase-Aktivität vielfach bestätigt wurde, läßt sich aber leider die Folgerung, daß Chromosom 21 tatsächlich Träger dieses Gens ist, wieder in Frage

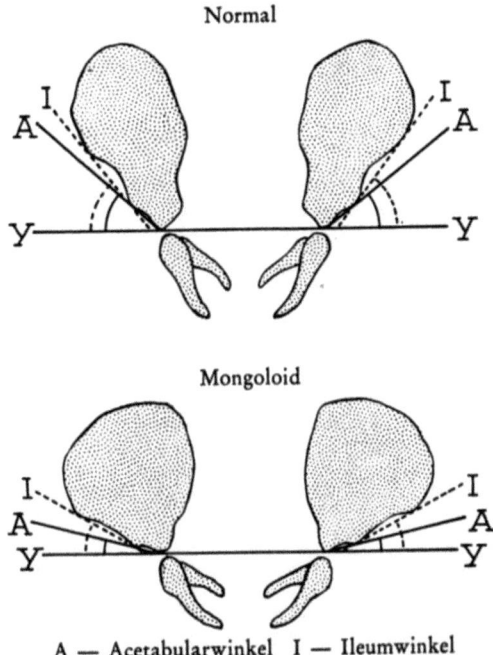

A — Acetabularwinkel   I — Ileumwinkel

Abb. 35. Acetabular- (Pfannendach-) und Ileum-Winkel bei Normalen und Mongoloiden. Beide Winkel sind bei Mongolismus verkleinert. [Aus: J. CAFFEY and S. Ross: The Pelvis in Mongolism. Pediatrics 17, 642 (1956). Springfield, Ill.: Charles C. Thomas Publ.]

stellen. Auch eine Anzahl weiterer Enzyme weisen erhöhte Aktivität auf. So ist bei Mongolismus die mit Sicherheit auf einem Gen im X-Chromosom beruhenden Glucose-6-phosphatdehydrogenase-Aktivität erhöht. Die Erhöhung der Konzentration mehrerer Enzyme zugleich bleibt auf alle Fälle merkwürdig. Vielleicht schaffen weitere Arbeiten hierüber Klarheit. Bis dahin aber sind wir von der Möglichkeit, irgendein einzelnes Gen einem bestimmten Autosom zuzuordnen, so weit entfernt wie eh und je.

Gegenwärtig läßt sich auch noch nicht sagen, worauf die beim Mongolismus auftretenden Fehlbildungen beruhen. Fest steht allein, daß eine Störung des chromosomalen Gleichgewichtes vorhanden sein muß und daß diese fundamentale Störung eine Vielzahl von Defekten nach sich zieht.

Die mittlere Lebenserwartung bei Mongoloiden liegt niedrig. 50%
von ihnen sterben während des ersten Lebensjahres wegen des mit
hoher Wahrscheinlichkeit vorhandenen angeborenen Herzfehlers, sowie
wegen ihrer geringen Resistenz gegenüber Infektionen der Atemwege.
Bessere Pflegebedingungen und Antibiotica haben das Bild etwas gewandelt,
so daß die Aussichten für ein Überleben nach dem gefährlichen
ersten Jahr jetzt nicht mehr wesentlich geringer sind als für Normale
auch.

Fragliche Fälle von Mongolismus

Handelt es sich beim Mongolismus um eine Alles-oder-nichts-Kondition?
Ist ein Patient entweder einwandfrei mongoloid oder ebenso
einwandfrei nicht-mongoloid? Tritt Mongolismus auch in verschiedenen
Ausprägungsgraden auf? Im allgemeinen ist die Ausprägung des
Mongolismus absolut. Geringe Variationen betreffen vor allem die Entwicklung
der Intelligenz in positiver wie in negativer Richtung auf
Grund umweltbedingter Einflüsse. Jedoch gibt es auch Ausnahmen,
denn wir kennen sogenannte „Semi-Mongoloide".

Patrick F. stand drei Jahre lang unter kinderärztlicher Beobachtung. Man
wurde sich nicht klar darüber: war das Kind ein Mongoloider, war es keiner
(Abb. 36)? Der Knabe wurde mir zur Begutachtung vorgestellt. Je länger ich
das Kind beobachtete, desto unsicherer wurde ich. Flüchtige Augenblicke lang

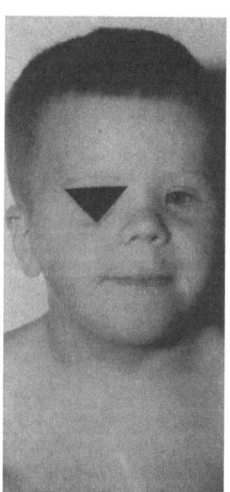 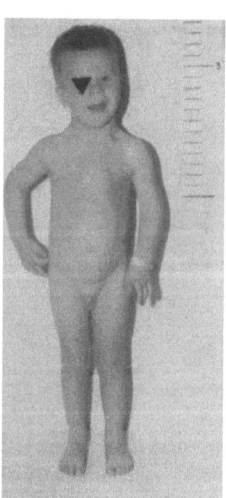 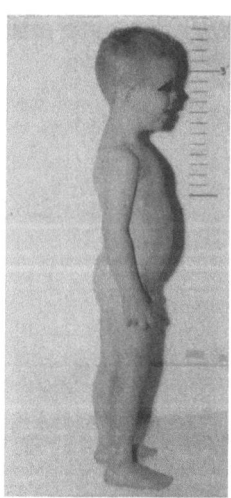

Abb. 36. Patrick F. Ist er ein Mongoloider, ist er es nicht? Diese Frage beschäftigte
den Kinderarzt Dr. W. STEIN aus Kitchener, Ontario. Chromosomenuntersuchungen
wiesen das Kind als einen Translokations-Semi-Mongoloiden
aus, bei dem ein Teil des überzähligen Chromosoms 21 an ein Chromosom der
D-Gruppe transloziert vorliegt. [Aus: F. SERGOVICH, H. VALENTINE, D. CARR
u. H. SOLTAN: J. Pediat. 65 (2), 197 (1964). St. Louis, Miss.: C. V. Mosby Co.]

glaubte ich, in ihm einen typischen Mongoloiden zu sehen, im nächsten Moment war dieser Eindruck wieder verflogen. Das Kind stand intelligenzmäßig an der Grenze, und seine Hautleistenmuster entsprachen denen eines typischen Mongoloiden. War Patrick nun mongoloid oder war er es nicht? Bei der Chromosomenanalyse zeigte es sich, daß ein Teil, nicht das gesamte Chromosom 21 im Karyotyp seines peripheren Blutes zusätzlich nachweisbar war. Hier lag ein Fall von echtem „Semi-Mongolismus" vor.

Stefan C., ein retardierter Knabe von sieben Jahren (Abb. 37) wurde von dem erfahrenen Kollegium einer klinischen Schule für Retardierte als Mongoloider angesehen. Als er dem Autor und dessen Kollegen vorgestellt wurde, kam es zu ausgedehnten Diskussionen, und man war unterschiedlicher Meinung über den Fall. Die Hautleistenmuster deuteten in mancher Beziehung auf Mongolismus hin, waren aber letztlich diagnostisch nicht entscheidend. Am fünften Finger der einen Hand war nur eine einzige Beugefurche vorhanden. Eine derartige Ausprägung findet sich bei 20%/o der Mongoloiden, niemals jedoch bei Normalen. Die Analyse verschiedener Körpergewebe ergab nach Zahl und Morphologie normale Chromosomen. War das Kind ein Mongoloider oder eine mongoloide Mosaikbildung? Wir werden es nie entscheiden können, denn niemals wären wir sicher, irgendwo in seinem Körper nicht doch eine abnorme Stammlinie von Zellen anzutreffen. Man kann eben in keinem Fall nachweisen, daß ein Individuum kein Mosaik ist. Man kann nur manchmal zeigen, daß es sich um eine Mosaikbildung handelt.

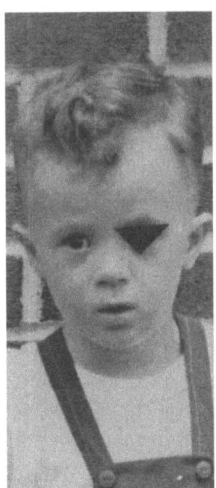 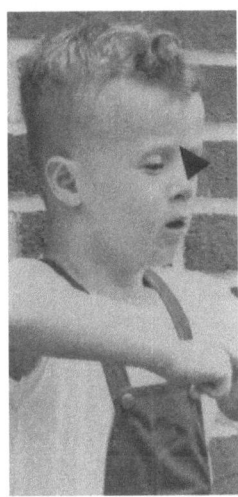 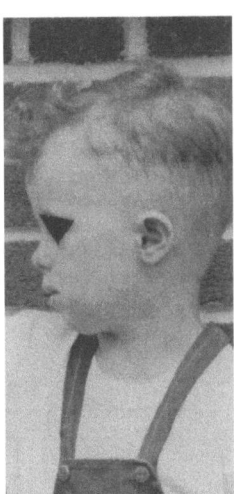

Abb. 37. Stephen C. Ist er ein Mongoloider, ist er es nicht? Erfahrene Kliniker hatten ihn für mongoloid gehalten. Bei der Untersuchung seiner Chromosomen ergab sich keine Anomalie. Ist er eine mongoloide Mosaikbildung? Wir wissen es nicht. [Aus: F. SERGOVICH, H. VALENTINE, D. CARR u. H. SOLTAN: J. Pediat. 65 (2), 197 (1964). St. Louis, Miss.: C. V. Mosby Co.]

Es gibt also Fälle, in denen sich eine Diagnose als zweifelhaft erweist. Sie sind jedoch selten.

Hautleistenmuster bei Mongoloiden

Wie bereits zuvor erwähnt, unterscheiden sich die Muster der Hautleisten an Fingerspitzen, Handflächen und Fußsohlen eines Mongoloiden in jedem Alter von denen Normaler, so daß mit Hilfe guter Abdrucke eine ziemlich verläßliche Diagnose des Mongolismus, auch in Abwesenheit des betreffenden Patienten, gestellt werden kann. Die Methode ist im einzelnen die folgende:

Beginnend mit dem ersten Finger, dem Daumen der rechten Hand, kann man auf Tabellen zurückgreifen, in denen umfangreiche Angaben über normale Individuen Auskunft darüber geben, daß Wirbel, ulnare Schleifen, radiale Schleifen und Bögen in bestimmten Prozentsätzen anzutreffen sind, die hier bei 38,6%, 57,3%, 0,8% und 3,3% liegen (Tab. 3). Bei Mongoloiden finden sich entsprechend andere Häu-

Tabelle 3. *Prozentuale Häufigkeiten der Fingerbeermuster an den einzelnen Fingern beider Hände von Mongoloiden und Normalen.* (Aus: NORMA FORD WALKER: Pediat. Clin. N. Amer. May 1958. Philadelphia: W. B. Saunders Co.)

Muster	Finger der linken Hand									
	V		IV		III		II		I	
	Mongoloid	Normal	Mongoloid	Normal	Mongoloid	Normal	Mongoloid	Normal	Mongoloid	Normal
Wirbel	18,3	12,0	32,8	36,9	13,6	17,4	11,9	33,4	22,4	30,8
Ulnare Schleife	77,1	85,4	58,7	60,2	83,5	71,4	82,4	36,3	73,0	62,7
Radiale Schleife	2,9	0,1	5,1	0,9	1,7	2,6	2,3	19,4	0,6	0,8
Bogen	1,7	2,6	3,4	3,0	1,1	8,6	3,4	10,9	4,0	5,8

Muster	Finger der rechten Hand									
	I		II		III		IV		V	
	Mongoloid	Normal	Mongoloid	Normal	Mongoloid	Normal	Mongoloid	Normal	Mongoloid	Normal
Wirbel	25,9	38,6	14,9	35,7	11,3	18,4	31,8	46,6	18,9	14,6
Ulnare Schleife	70,6	57,3	82,3	31,1	86,4	70,9	60,2	52,0	75,4	84,0
Radiale Schleife	0,1	0,8	1,7	20,3	1,1	3,4	5,7	0,3	4,6	0,3
Bogen	3,5	3,3	1,1	12,9	1,1	6,3	2,3	1,1	1,1	1,1

figkeitswerte, die sich auf 25,9%, 70,6%, 0,1% und 3,5% belaufen. Tritt also am ersten Finger eine ulnare Schleife auf, so beträgt die Wahrscheinlichkeit, daß es sich bei dem Patienten um einen Mongoloiden handelt, 70,6 : 57,3, was einer Wahrscheinlichkeit von 1,23 : 1

entspricht. Betrachten wir nun den zweiten Finger der rechten Hand, den Zeigefinger, so sind die normalen Verhältniswerte für Wirbel 35,7%, für ulnare Schleifen 31,1%, für radiale Schleifen 20,3% und für Bögen 12,9%. Die entsprechenden Werte bei Mongoloiden liegen bei 14,9%, 82,3%, 1,7% und 1,1%. Daraus läßt sich unschwer ableiten, daß, beispielsweise, mit einem Bogen im Leistenmuster des Zeigefingers ein hoher Wahrscheinlichkeitsgrad für normale Veranlagung verbunden ist, während das Vorhandensein einer ulnaren Schleife mit einer Wahrscheinlichkeit von 2,65 : 1 (82,3 : 31,1) zugunsten des Mongolismus spricht.

Auf diese Weise lassen sich alle 10 Finger prüfen, um die Wahrscheinlichkeit zu bestimmen, mit der — entsprechend dem angetroffenen Muster — auf Mongolismus oder normale Konstitution zu schließen ist (Tab. 4). Setzt man nun voraus (was von anderer Seite aller-

Tabelle 4. *Verhältniswerte der prozentualen Häufigkeiten von Fingerbeermustern. Häufigkeit bei Mongoloiden dividiert durch die Häufigkeit bei Normalen.* (Aus: NNORMA FORD WALKER: Pediat. Clin. N. Amer. May 1958. Philadelphia: W. B. Saunders Co.)

Muster	Finger der linken Hand				
	V	IV	III	II	I
Wirbel	1,53	0,89	0,78	0,36	0,73
Ulnare Schleife	0,90	0,97	1,17	2,27	1,16
Radiale Schleife	29,00	5,67	0,65	0,12	0,75
Bogen	0,65	1,70	0,13	0,31	0,69

Muster	Finger der rechten Hand				
	I	II	III	IV	V
Wirbel	0,67	0,43	0,58	0,68	1,29
Ulnare Schleife	1,23	2,65	1,22	1,16	0,90
Radiale Schleife	0,13	0,08	0,32	19,00	15,33
Bogen	1,06	0,09	0,17	2,09	1,10

dings in Frage gestellt wird), daß die Muster eines jeden Fingers unabhängig voneinander angelegt werden, so läßt sich ein Index der gesamten Wahrscheinlichkeit zugunsten des Mongolismus aufstellen, indem man die einzelnen Wahrscheinlichkeitswerte miteinander multipliziert. Auf diese Weise erhält man einen „Digital-Index".

Zu unserer Erleichterung haben diejenigen, welche die Tabellen zusammengestellt haben — sozusagen aus purer Menschenliebe — die Wahrscheinlichkeitswerte gleich logarithmisch berechnet (Tab. 5). Eine Reihe von Zahlen miteinander zu multiplizieren, ist langweilig, sie zu addieren dagegen einfach. Um zum Index-Wert zu gelangen, sind also lediglich die auf Tab. 5 angegebenen Logarithmen der Wahrscheinlichkeitswerte zusammenzuzählen.

Wenden wir uns nun der Abb. 38 zu, so ergibt sich hier, mit welcher Wahrscheinlichkeit (oder Unwahrscheinlichkeit) unser Patient

Tabelle 5. *Logarithmen der in Tab. 4 aufgeführten Verhältniswerte.* (Aus: NORMA FORD WALKER: Pediat. Clin. N. Amer. May 1958. Philadelphia: W. B. Saunders Co.)

Muster	Finger der linken Hand				
	V	IV	III	II	I
Wirbel	+0,18	−0,05	−0,11	−0,44	−0,14
Ulnare Schleife	−0,05	−0,01	+0,07	+0,36	+0,06
Radiale Schleife	+1,46	+0,75	−0,19	−0,92	−0,12
Bogen	−0,19	+0,23	−0,89	−0,51	−0,16

Muster	Finger der rechten Hand				
	I	II	III	IV	V
Wirbel	−0,17	−0,38	−0,24	−0,17	+0,11
Ulnare Schleife	+0,09	+0,42	+0,09	+0,06	−0,05
Radiale Schleife	−0,89	−1,10	−0,49	+1,28	+1,19
Bogen	+0,03	−1,05	−0,77	+0,32	+0,04

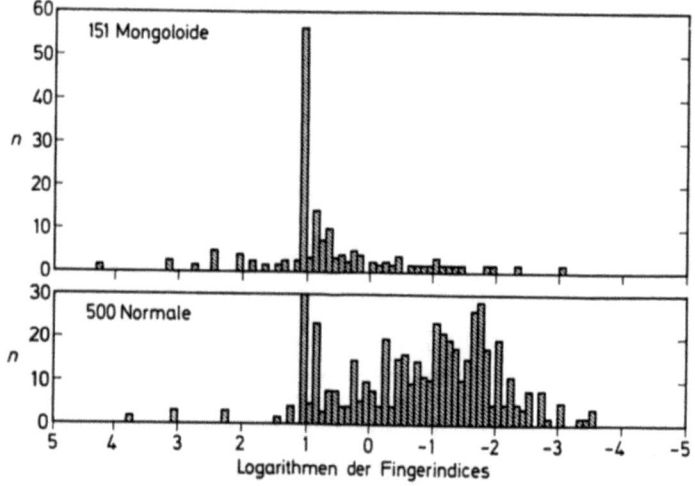

Abb. 38. Histogramm auf Grund der addierten Logarithmen von den Verhältniswerten aller zehn Finger bei Mongoloiden und Normalen. Die Abbildung gibt die Verteilung dieser addierten log-Werte, die „Digital-Indices", wieder. (Aus: NORMA FORD WALKER: Pediat. Clin. N. Amer. May 1958. Philadelphia: W. B. Saunders Co.)

mongoloid ist. Beläuft sich der logarithmische Digital-Index auf, angenommen, $-1,8$, so handelt es sich mit großer Wahrscheinlichkeit nicht um einen Mongoloiden. Nur sehr wenige von ihnen erreichen einen solchen Wert. Ganz ausgeschlossen kann es jedoch immer noch nicht werden, nur ist die Wahrscheinlichkeit sehr gering. Ein anderer Wert dagegen — wir nehmen $+1,02$ an — kann wenig Aussagekraft besitzen. Einen solchen Index trifft man ebenso bei Mongoloiden wie bei Normalen an. Hier müssen weitere Daten herangezogen werden.

In Tab. 6 sind die Wahrscheinlichkeitswerte zugunsten oder zuungunsten von Mongolismus auf Grund der Lage des axialen Triradius prozentual zur Höhe der Handfläche aufgeführt (Abb. 24). Daraus ist ersichtlich, daß ein hoher Triradius ($t'' = 40\%$ und darüber) im Verhältnis von 8 : 1 beziehungsweise 6 : 1 (je nachdem es sich um die rechte oder die linke Hand handelt) für Mongolismus spricht. In Tab. 7 finden sich die logarithmischen Werte, die zu dem zuvor aufgestellten Digital-Index zu addieren sind.

Tabelle 6. *Prozentuale Häufigkeit von hohen und niedrigen Triradii für beide Handflächen bei Mongoloiden und Normalen, ebenso die Verhältniswerte dieser Häufigkeiten, die sich als Quotienten aus den Werten Mongoloider und Normaler ergeben.* (Aus: NORMA FORD WALKER: Pediat. Clin. N. Amer. May 1958. Philadelphia: W. B. Saunders Co.)

Höhe des axialen Triradius: Lage prozentual zur Handflächenlänge	Häufigkeiten in % Handflächen				Prozentualer Verhältniswert der Häufigkeiten	
	links		rechts			
	Mongoloid	Normal	Mongoloid	Normal	links	rechts
Niedriger Wert (unter 40%)	14,2	89,8	15,6	86,7	0,2	0,2
Hoher Wert (40% und darüber)	85,8	10,2	84,4	13,3	8,4	6,3

Tabelle 7. *Logarithmen der in Tab. 6 aufgeführten Verhältniswerte.* (Aus: NORMA FORD WALKER: Pediat. Clin. N. Amer. May 1958. Philadelphia: W. B. Saunders Co.)

Höhe des axialen Triradius	links	rechts
Niedriger Wert (unter 40%)	$-0,70$	$-0,70$
Hoher Wert (40% und darüber)	$+0,92$	$+0,89$

Das Vorhandensein eines echten Musters im dritten Interdigitalraum — beziehungsweise sein Fehlen — bietet weiteres Material für oder wider eine Diagnose auf Mongolismus. Findet sich ein solches echtes Muster vor, so ist damit die Wahrscheinlichkeit zugunsten des Mongolismus zwar nicht groß, bietet jedoch auch ihrerseits eine kleine Hilfe.

Tabelle 8. *Prozentuale Häufigkeiten einer echten Musterbildung im dritten Interdigitalraum, sowie Verhältniswerte dieser Häufigkeiten, die sich als Quotienten aus den Häufigkeiten bei Mongoloiden und Normalen ergeben.* (Aus: NORMA FORD WALKER: Pediat. Clin. N. Amer. May 1958. Philadelphia: W. B. Saunders Co.)

Konfigurationen: Echte Muster oder keine echten Muster	Prozentuale Häufigkeiten Feld				Verhältniswerte prozentualer Häufigkeiten	
	links		rechts			
	Mongoloid	Normal	Mongoloid	Normal	links	rechts
Echte Schleifen oder Wirbel	54,0	31,3	85,4	55,5	1,7	1,5
Musterloses Feld, unvollständige Schleifen	46,0	68,7	14,6	44,5	0,7	0,3

Tabelle 9. *Logarithmen der in Tab. 8 aufgeführten Verhältniswerte.* (Aus: NORMA FORD WALKER: Pediat. Clin. N. Amer. May 1958. Philadelphia: W. B. Saunders Co.)

Konfigurationen	links	rechts
Echte Muster	+0,23	+0,18
Keine echten Muster	−0,15	−0,52

Tabelle 10. *Prozentuale Häufigkeiten von Großzehballenmustern bei Mongoloiden und Normalen, ebenso die Verhältniswerte dieser Häufigkeiten, die sich als Quotienten aus den Häufigkeiten bei Mongoloiden und Normalen ergeben. Eine „große" distale Schleife weist eine Leistenzahl von 21 und mehr auf. Die mit * versehenen Werte sind angenommen, da die beobachteten bei Null lagen.* (Aus: NORMA FORD WALKER: Pediat. Clin. N. Amer. May 1958. Philadelphia: W. B. Saunders Co.)

Muster der Hallux-Fläche (Fußballen)	Prozentuale Häufigkeiten Hallux				Verhältniswerte	
	links		rechts			
	Mongoloid	Normal	Mongoloid	Normal	links	rechts
Tibialer Bogen	46,6	0,3	47,4	0,3	155,3	158,0
Distale Schleife (klein)	33,8	10,0	31,2	13,3	3,4	2,3
Distale Schleife (groß)	12,7	41,0	13,6	42,0	0,3	0,3
Distale Schleife (unvollständig)	3,4	0,1*	3,4	0,1*	34,0	34,0
Tibiale Schleife	2,6	10,0	0,9	9,7	0,2	0,1
Wirbel	0,9	33,7	2,6	29,7	0,03	0,1
Tannenbogen	0,1*	0,3	0,9	0,1*	0,3	9,0
Fibularer Bogen	0,1*	1,4	0,1*	1,7	0,1	0,1
Fibulare Schleife	0,1*	0,9	0,1*	1,0	0,1	0,1
Offenes Feld	0,1*	3,0	0,1*	2,7	0,03	0,04

Tabelle 8 enthält die prozentualen Verhältniswerte, Tab. 9 die dazugehörigen logarithmischen, die wiederum dem weiterhin ansteigenden „Gesamt-Index" hinzuzufügen sind. Betrachten wir nun die Ballenzone der großen Zehe und die Verhältniswerte, welche sich hier für Mongoloide und Normale ergeben. In Tab. 10 sind die prozentualen Verhältniswerte, in Tab. 11 deren Logarithmen aufgezeichnet. Wieder wird der logarithmische Wert, wie er sich aus der Ermittlung des Musters ergibt, zu dem für die Hände gefundenen Wert addiert.

Tabelle 11. *Logarithmen der in Tab. 10 aufgeführten Verhältniswerte.* (Aus: NORMA FORD WALKER: Pediat. Clin. N. Amer. May 1958. Philadelphia: W. B. Saunders Co.)

Hallux-Muster	links	rechts
Tibialer Bogen	+2,19	+2,20
Distale Schleife (klein)	+0,53	+0,36
Distale Schleife (groß)	−0,52	−0,52
Distale Schleife (unvollständig)	+1,53	+1,53
Tibiale Schleife	−0,70	−1,00
Wirbel	−1,52	−1,00
Tannenbogen	−0,52	+0,95
Fibularer Bogen	−1,00	−1,00
Fibulare Schleife	−1,00	−1,00
Offenes Feld	−1,52	−1,40

Damit haben wir nun alle 16 Zonen analysiert und die entsprechenden 16 Wahrscheinlichkeitswerte ermittelt. Der Gesamt-Index ist das Ergebnis dieser 16 Einzelbeobachtungen oder die Summe ihrer logarithmischen Werte.

Werfen wir jetzt einen Blick auf die Histogramme (Abb. 39), denen die logarithmischen Werte dieser 16 Variablen zugrunde liegen, so lassen sich daraus vielfältige Hinweise für eine Diagnose ableiten. Nehmen wir als Summe der von uns ermittelten Werte (also der Summe der 16 Einzelwerte) —6,3 an, so sehen wir, daß es sich mit einer an Sicherheit grenzenden Wahrscheinlichkeit um ein normales Individuum handelt. Ein Wert von +6,3 dagegen kennzeichnet einen Patienten mit gleicher Sicherheit als Mongoloiden. Falls ein solcher Patient für jede der 16 Variablen die in bezug auf den Mongolismus optimalen Kennzeichen besitzt, kann sich sein Gesamt-Index bis auf log +10,3 erhöhen. In Wahrscheinlichkeitsgraden ausgedrückt, wäre damit gesagt, daß es sich — theoretisch — im Verhältnis von 2000 Millionen zu eins um einen Mongoloiden handelt. Ich persönlich bin nicht der Meinung, daß man die Werte in den Tabellen derart wörtlich interpretieren sollte. Man kann von einem Patienten nicht gut sagen, er sei auf Grund seines Wertes von log +6,3 mit einer echten Chance von zwei Millionen zu eins mongoloid oder bei einem Wert von log —6,3, er weise die

Chance von zwei Millionen zu eins gegen eine solche Diagnose auf. Man kann durch einen Vergleich mit dem Histogramm (Abb. 39) lediglich feststellen, in welchen Index-Bereich unser Patient einzuordnen ist. Fällt sein Wert in den grauen Bereich eines der Histogramme, so ist die Wahrscheinlichkeit für Mongolismus (oder eine andere Anomalie) tatsächlich sehr groß. Overlapping, das Übergreifen benachbarter Bereiche, kommt auffallend selten vor. NORMA FORD, aus deren Veröffentlichungen ich mir die betreffenden Tabellen „besorgt" habe, weist 1958 darauf hin, daß „eine neue Methode aufgezeigt worden ist, mit deren Hilfe eine völlig objektive Diagnose des Mongolismus möglich wird". Die Erfahrung hat inzwischen gelehrt, daß diese Feststellung berechtigt ist.

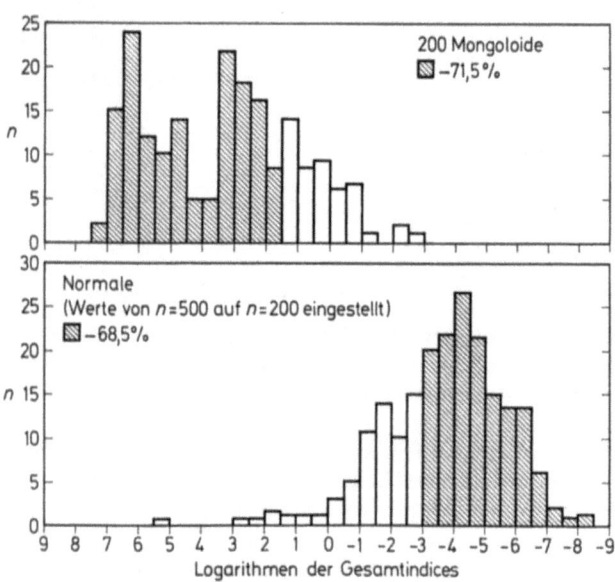

Abb. 39. Histogramm auf Grund der addierten Logarithmen für sechzehn Hautareale Mongoloider und Normaler. Die Abbildung gibt die Verteilung der Werte des „Gesamt-Index" wieder. (Aus: NORMA FORD WALKER: Pediat. Clin. N. Amer. May 1958. Philadelphia: W. B. Saunders Co.)

Gegenüber unserer Kenntnis der winzigen Hautleistenmuster, die erst neueren Datums ist, hat die als „Affenfurche", auch als „Vierfingerfurche" bezeichnete, die Handfläche quer durchziehende Beugungsfurche schon länger die Aufmerksamkeit der Ärzte in den Kliniken auf sich gelenkt (Abb. 29). In einer Gruppe von 184 Mongoloiden haben vor kurzem IRENE UCHIDA und mein Kollege HUBERT SOLTAN bei 74 dieser Patienten (40%) — die Vergleichswerte bei Nicht-Mongoloiden liegen bei 28 von 685 (4%) — eine derartige Querfurche festgestellt. Das Vorhandensein dieser Beugungsfurche ergibt demnach eine Wahrscheinlichkeit von 10 zu 1 zugunsten des Mongolismus, ist also diagnostisch ohne besondere Bedeutung und besitzt lediglich den Wert eines möglichen Hinweises. Einmal hatten drei von neun meiner Medizinstudenten eine solche Vierfingerfurche. Das war nun wirklich ein außerordentlicher Zufall.

Dagegen weist das Vorhandensein von nur einer einzigen Knickfurche am fünften oder auch an jedem anderen Finger schon eher auf Mongolismus oder irgendeine andere Chromosomen-Anomalie hin. Bei normalen Individuen findet sich eine solche Furche — wenn sie überhaupt je auftritt — nur äußerst selten. Mongoloide dagegen besitzen sie in 20% der Fälle an einer oder beiden Händen. Damit ist sie ein wesentliches Symptom.

Wenn die Hautleistenmuster vielleicht mit ungewöhnlicher Ausführlichkeit behandelt worden sind, so geschah es, weil mir daran lag, eine Methode darzustellen, die in Standard-Lehrbüchern noch nicht beschrieben ist. Außerdem wurden die Einzelheiten in der Erwartung aufgeführt, daß sie den Leser anregen, sie methodisch bei einem ihm beliebig vorgestellten Patienten anzuwenden. Er wird dann die Erfahrung machen, daß man durchaus danach arbeiten kann.

Die cytogenetischen Grundlagen des Mongolismus

Von den Chromosomen her betrachtet, lassen sich mehrere Varianten des Mongolismus unterscheiden. Da ist zunächst der „reguläre" Mongoloide auf Grund der Trisomie-21. Daneben gibt es den „de novo" durch Translokation entstandenen Mongoloiden, den „erblichen" Translokations-Mongolismus und — theoretisch — noch den durch Bildung von Isochromosomen zustandekommenden. Der erste Typ stellt den bei weitem häufigsten dar. Wie wir zuvor gesehen haben, kann der Mongolismus sogar mit verschieden stark ausgeprägten Symptomen auftreten, wenn auch die als „Semi-Mongoloide" zu bezeichnenden Fälle wirklich recht ungewöhnlich sind. Die Häufigkeiten, mit der die einzelnen cytogenetischen Typen festgestellt werden, hängt von der Art und Weise ab, mit der die zu untersuchenden Fälle zusammengestellt werden. Wenn es sich allein darum handelt, die von älteren Müttern geborenen Mongoloiden zu untersuchen, fände man in fast allen Fällen die reguläre, auf Trisomie-21 beruhende Variante, da bei diesem Typ eine Beziehung zum mütterlichen Alter besteht. Je älter eine Mutter, desto größer wird die Wahrscheinlichkeit, daß ihr Kind mongoloid ist und daß der Mongolismus auf Non-disjunction beruht. Wenn es sich andererseits darum handelt, in erster Linie mongoloide Kinder junger Mütter zu analysieren, so ergibt sich ein signifikanter Anteil an Mongoloiden, die auf Grund anderer Ursachen entstanden sind. Wenn schließlich das Untersuchungsmaterial aus Familien stammt, in welchen bereits ein mongoloides Geschwister oder andere mongoloide Verwandte aufgetreten sind, so beruht ein wesentlicher Anteil an Mongoloiden auf anderen Voraussetzungen als der des primären Non-disjunction. In nicht selektierten Serien können reguläre Non-disjunction-Mongoloide mit einer Häufigkeit bis zu 98% auftreten. Liegt eine Auswahl von jungen Müttern oder von familiär gehäuftem Mongolismus vor, so können etwa 10% der Fälle auf andere Mechanismen zurückgehen.

Die Non-disjunction-Trisomie-21, der „reguläre" Mongolismus

Wie in einem früheren Kapitel bereits erwähnt (vgl. hierzu Abb. 7 a, 7 b), entstehen die Gameten, also Spermien und Eier, durch die Reduktionsteilung oder Meiose. Es sei hier nur kurz daran erinnert, daß die Reduktion in zwei Schritten erfolgt, die als erste und zweite meiotische Teilung bezeichnet werden. In einer der beiden Teilungen — vermutlich ist es zumeist die erste — kann es nun während der Chromosomenwanderung zu einer fehlerhaften Chromosomenverteilung auf die entstehenden Tochterzellen kommen. Bei Non-disjunction erhält eine der Gameten in der auf Abb. 12 wiedergegebenen Weise ein Chromosom zuviel, also beide Partner eines Paares, der anderen fehlt der entsprechende Repräsentant desjenigen Paares, bei welchem sich das Nicht-Trennen ereignete. Sie besitzt daher ein Chromosom zu wenig.

Aus der Befruchtung dieser durch Non-disjunction zustandegekommenen Gameten gehen dann anomale Zygoten hervor: In der einen finden sich drei Exemplare des betreffenden Paares, in der anderen nur eines. Bei der ersteren handelt es sich um eine „trisome" Zygote und — falls das Chromosom 21 an der Trisomie beteiligt ist — entwickelt sich daraus ein Mongoloider (Abb. 40). Die andere Zygote mit dem allein durch die befruchtende Gamete beigesteuerten einen Chromosom ihres Paares ist „monosom". Soweit bisher bekannt geworden ist, geht aus einer für Chromosom 21 monosomen Zygote niemals ein Embryo hervor. Der Verlust dieses einen Chromosoms beeinträchtigt den Embryo offenbar derartig, daß er abstirbt.

Was bewirkt nun das Nicht-Trennen von Chromosomen und welche Beziehung ergibt sich dabei zum mütterlichen Alter? Man kann es als rein zufälligen Unfall betrachten, wobei sich die Aussichten auf einen derart fehlerhaften Ablauf als altersabhängig erweisen. Von jungen Müttern können auf Grund einer solchen durch zufälliges Non-disjunction entstandenen Trisomie ebenfalls mongoloide Kinder geboren werden, und tatsächlich findet sich sogar unter den von Müttern dieser Altersklasse geborenen Mongoloiden dieser auch als häufigster Typ vor. Das zunehmende mütterliche Alter beeinflußt die Ovarialzellen jedoch derart, daß ein solcher Fehler bei der Teilung häufiger unterläuft. Bei einer 25jährigen Mutter haben deren Eizellen etwa 25 und ein halbes Jahr in der Prophase verharrt (Abb. 7 A, A und B). Bei einer 40jährigen Frau hält die Prophase etwas länger als vierzig Jahre an. Es hat den Anschein als ob dieses lange prophasische Intervall bei gewissen

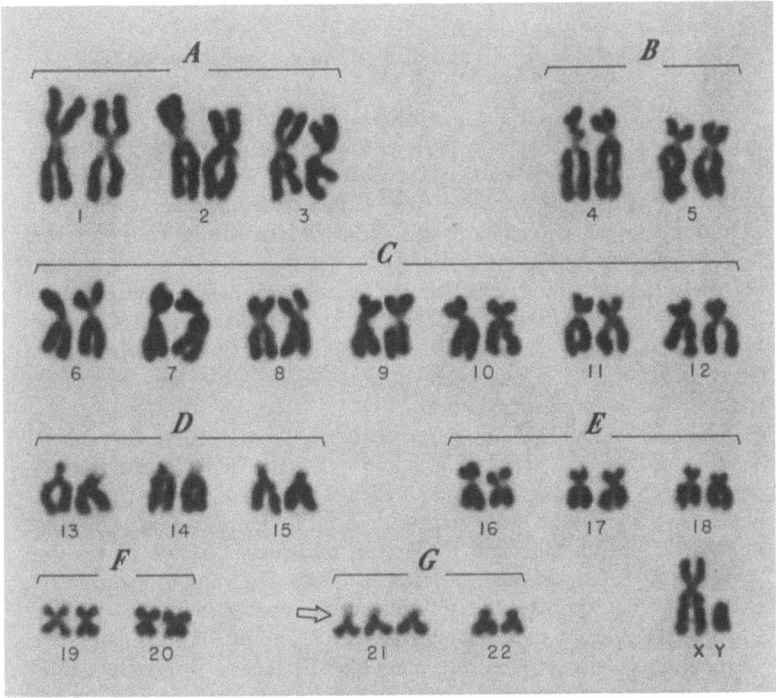

Abb. 40. Karyotyp eines „trisomen Mongoloiden", dessen überzähliges Chromosom einem Paar der G-Gruppe angehört. Das Chromosom, welches beim Mongolismus eine Rolle spielt, erhält gewöhnlich die Nr. 21, obwohl man dieses Paar nicht von Nr. 22 unterscheiden kann. Es handelt sich um einen männlichen (XY) Patienten. (Präparat: Dr. F. SERGOVICH)

Chromosomen bewirkt, daß sie sich weniger oft in der richtigen Weise auf die betreffenden beiden Tochterzellen verteilen. Man könnte sich vorstellen, sie werden mit fortschreitendem Alter klebrig und hängen dann während der Paarung stärker zusammen, so daß sie auch gemeinsam zu einem Pol abwandern. Gewisse Chromosomen scheinen diesen ungünstigen Einflüssen besonders stark zu unterliegen. Die akrozentrischen Chromosomen, zu denen das Chromosom 21 gehört, neigen offenbar vor allen anderen zum Nicht-Trennen.

Welche Rolle spielt hierbei der Vater? Natürlich besteht die Möglichkeit, daß auch während der Spermatogenese Non-disjunction eintritt. Wie jedoch zuvor festgestellt, entstehen Spermien jederzeit neu und ihr Bestand wird laufend ergänzt. Die Prophase dauert nicht lange, und Non-disjunction der Chromosomen ist entsprechend viel seltener zu erwarten.

Mongoloide auf Grund von „de novo-Translokation"

Die folgende Abart des genetischen Mechanismus, den wir besprechen müssen, betrifft die „de novo-Translokation", die zwar relativ selten auftritt, jedoch dabei den zweithäufigsten Typ des Mongolismus bildet. Sie findet sich bei etwa drei Viertel derjenigen Fälle unter den 2% Mongoloiden, die in nicht selektiertem Material nicht auf einfaches Non-disjunction zurückzuführen sind. Wenn auch die Cytogenetiker bei dieser Unterteilung ihre Stimme erheben werden, so betrachte ich diese Gruppe doch als eine Sonderform des Non-disjunction, d. h. eines Nicht-Trennens, bei dem zusätzlich noch eine Translokation eingetreten ist. Die elterlichen Chromosomen sind hierbei, wie bei den Eltern trisomer Mongoloider auch, normal.

Nehmen wir einmal an, es sei bei einer Gametogenese zum Nicht-Trennen gekommen, und wir erhalten daher in einer Gamete die beiden Partner des Paares 21. Dazu stellen wir uns vor, die Partner trennen sich — wenn auch verspätet — doch noch, und das Extra-Chromosom heftet sich anschließend in der sich bildenden Gamete an ein ihm völlig fremdes Chromosom, es wird an dieses Chromosom transloziert. Diese abnorme Gamete soll nun von einer normalen mit haploidem Chromosomensatz befruchtet werden. Die Zygote besitzt dann drei Chromosomen des Paares 21, eines davon jedoch in „gebundener" Form. Es fällt weniger auf, da es in das Chromosom, dem es ansitzt, praktisch mit einbezogen wird. Die Anzahl der Chromosomen insgesamt erscheint nicht erhöht. Bei einem solchen Mongoloiden wird man, im Gegensatz zu den „regulären" Trisomen mit ihren 47 Chromen, nur 46, d. h. also die normale Zahl, erhalten.

Innerhalb der vorhandenen Chromosomentypen wird sich aber in einem solchen Fall doch eine Abweichung nachweisen lassen, denn das Chromosom, dem sich ein anderes angeheftet hat, besitzt eine veränderte Gestalt.

Fast jedesmal, wenn auch nicht ausschließlich, wird das überzählige Chromosom 21 an eines der anderen akrozentrischen Autosomen transloziert. Hängt es, wie auf Abb. 41 dargestellt, an einem langen, akrozentrischen der D-Gruppe (wobei wir nicht sagen können, ob es sich um Chromosom 13, 14 oder 15 handelt, da diese drei sich nicht voneinander unterscheiden), so wird die Anomalie als 13—15/21 oder als

D/G-Translokation bezeichnet. Heftet es sich dagegen einem der kleinen Akrozentrischen der Gruppe D an (also Chromosom 21 oder 22, wobei wiederum offenbleiben muß, welches von beiden betroffen ist),

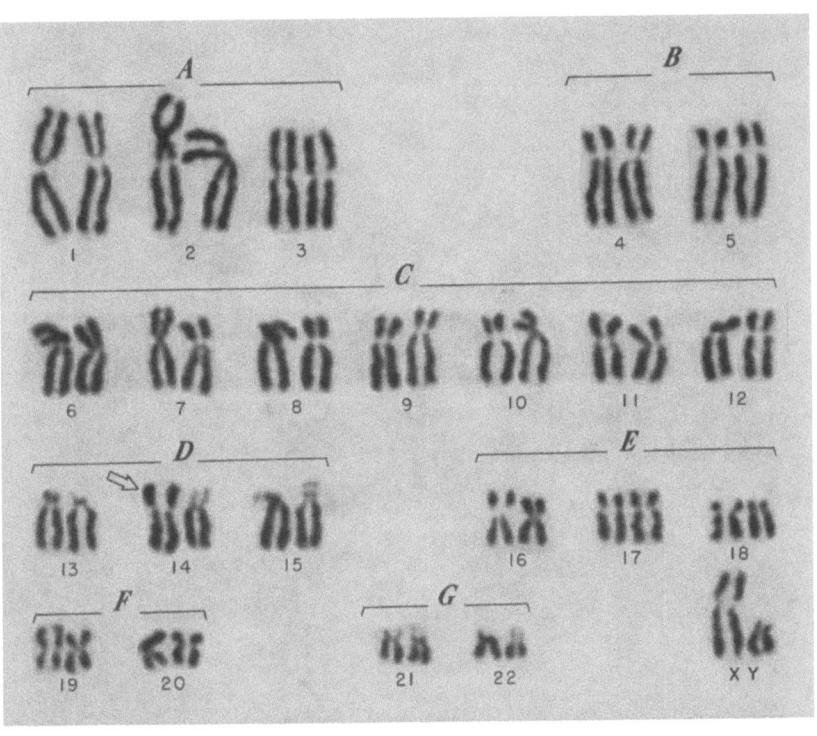

Abb. 41. Karyotyp eines Patienten mit Translokations-Mongolismus. Es sind drei Chromosomen 21 vorhanden, eines ist jedoch an ein Chromosom der D-Gruppe transloziert. Diese Translokation kann als „de novo"-Ereignis auftreten (wie in diesem Fall). Die Konstellation kann auch als Ergebnis einer ererbten Translokation zustande kommen. (Vgl. die Abb. 43, 44, 45) (Präparat: Dr. F. Sergovich)

so spricht man von einer 21—22/21- oder einer G/G-Translokation (Abb. 42).

Wir wissen nichts darüber, wie es zur Entstehung einer solchen „de novo-Translokation" kommt. Es sind noch zu wenige derartige Fälle untersucht worden. Daher bedeutet es nicht mehr als einen gewissen Anhaltspunkt, daß familiär gehäuft auftretender Mongolismus — vermutlich sogar des trisomen Typus — bei Angehörigen von Mongoloiden mit einer de novo-Translokation häufiger anzutreffen ist als zufallsmäßig zu erwarten wäre. Diese Beobachtung kann sich jedoch noch als unrichtig erweisen.

Wir wenden uns jetzt dem auf „ererbter Translokation" beruhenden Mongolismus zu. Obwohl seine Häufigkeit in nicht selektiertem Material statistisch nicht ins Gewicht fällt, ist er dennoch äußerst wichtig.

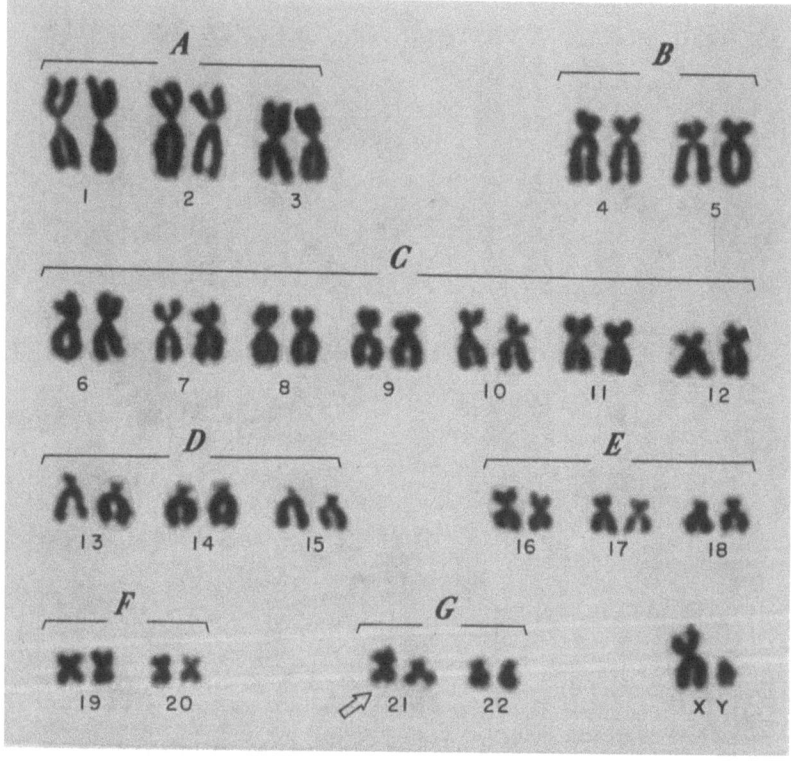

Abb. 42. Translokations-Mongolismus. Es sind drei Chromosomen 21 vorhanden, von denen zwei durch Translokation zusammenhängen. Hier liegt eine G/G-Translokation vor, die in vorliegendem Fall als de novo Ereignis eingetreten war. (Präparat: Dr. F. Sergovich)

Mongolismus auf Grund einer „ererbten Translokation"

Es kann der Fall eintreten, daß völlig normal wirkende Individuen in ihren Körperzellen eines der Chromosomen 21 an ein anderes Chromosom — meistens handelt es sich dabei um ein anderes akrozentrisches — transloziert besitzen. Bei ihnen liegt weder ein Überschuß noch ein Defizit an Gen-Material vor, und man spricht von einer „balanzierten Translokation". Beide Partner des Chromosoms 21 sind vorhanden und intakt, jedoch beträgt die Chromosomenzahl ihrer Träger 45 (Abb. 43). Grund für eine körperliche Mißbildung ist in einem solchen Fall nicht unmittelbar gegeben.

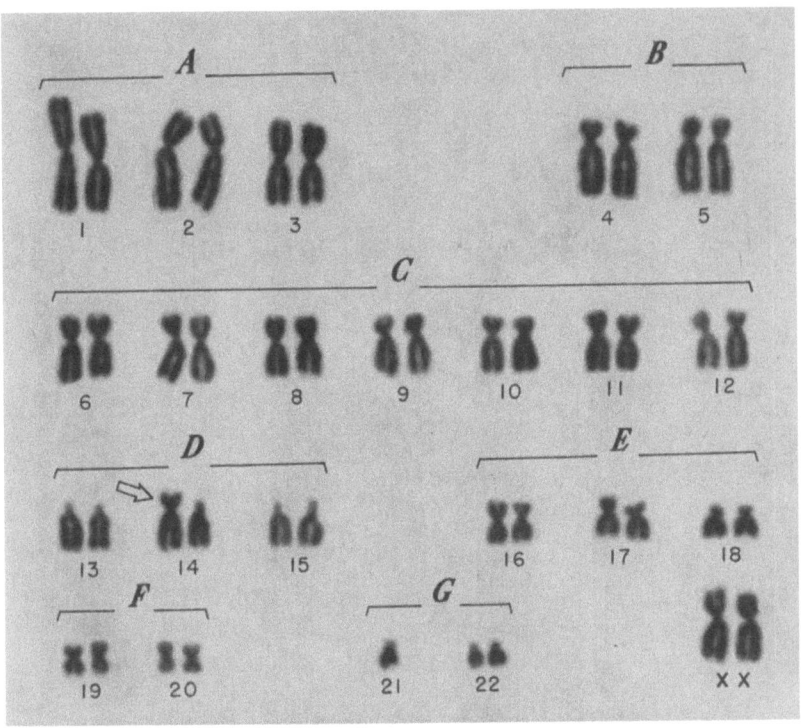

Abb. 43. Karyotyp eines weiblichen Translokationsträgers. Die Frau mit dieser „balanzierten" Translokation besitzt zwei Chromosomen 21, von denen eines jedoch an ein Chromosom der D-Gruppe transloziert, vorliegt (D/G-Translokation). Sie erscheint völlig normal, aber jeweils eines von drei ihrer Kinder ist erwartungsgemäß mongoloid (vgl. Abb. 44). (Präparat: Dr. F. SERGOVICH)

Was geschieht aber nun bei jedem dieser Eltern während der Gametogenese (Abb. 44)? Denken wir uns das Chromosom 21 an eines des Paares Nr. 13 angeheftet, so können vier Typen von Gameten entstehen:

a) Das normale Chromosom Nr. 13 geht mit dem freien der Nr. 21 zusammen an einen Pol, und die Befruchtung führt zur Anlage eines normalen Kindes.

b) Das normale Chromosom 13 gelangt in die Zelle, in welcher Chromosom 21 weder frei noch transloziert vorhanden ist. Durch Befruchtung kommt nur ein Chromosom 21 hinzu, und die entstehende Embryonalanlage ist monosom und nicht lebensfähig.

c) Das Chromosom mit der 13/21-Translokation kann in eine Gamete ohne Chromosom 21 gelangen. Durch Befruchtung kommt ein weiteres Chromosom 21 hinzu, und das neue Individuum besitzt ein Paar der Chromosomen 21. Es wird seinem Aussehen nach normal sein, ist jedoch gleich seinem Elter als „Translokationsträger" gekennzeichnet.

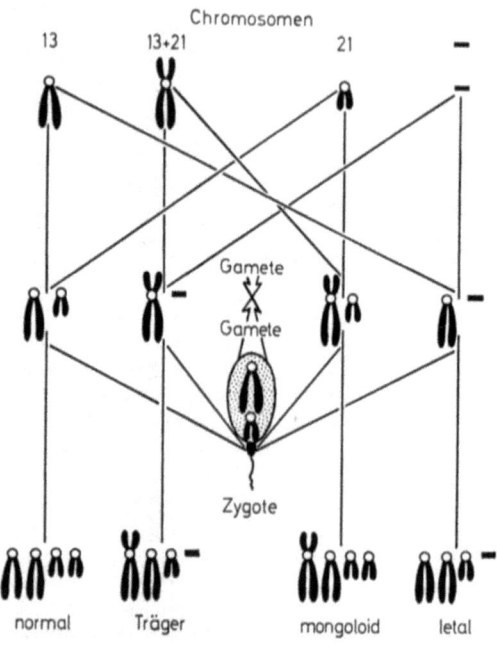

Abb. 44. Gametogenese eines Translokationsträgers. Eines der Chromosomen 21 ist an Chromosom 13 transloziert. Auf vier Empfängnisse entfällt eine mit drei Chromosomen 21, von denen zwei „frei", das dritte transloziert erscheinen. Das betreffende Kind wird mongoloid. Eine der entstehenden Zygoten ist nicht lebensfähig, eine ist völlig normal und eine Träger der Translokation wie der Elter

d) Als vierte Möglichkeit kann die Translokation 13/21 zusammen mit einem „freien" Chromosom 21 in eine Gamete wandern, so daß darin zwei Partner des Paares 21 enthalten sind. Durch Befruchtung tritt ein weiteres hinzu, so daß nunmehr drei vorhanden sind, von denen zwei als freie Chromosomen, das dritte als transloziertes vorliegen. Das sich aus dieser Zygote entwickelnde Kind ist mongoloid (Abb. 45).

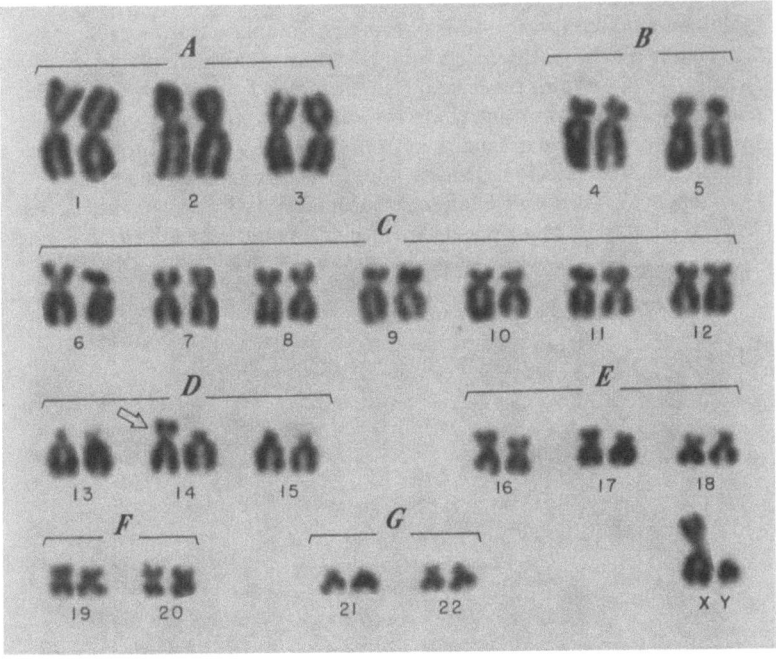

Abb. 45. Karyotyp eines männlichen Translokations-Mongoloiden. Das Bild entspricht dem von Abb. 41, jedoch ist in vorliegendem Fall die Störung zustande gekommen, weil die Mutter, deren Karyotyp auf Abb. 43 wiedergegeben ist, selbst Trägerin der Translokation war, bei welcher sich die Gametogenese entsprechend dem Schema auf Abb. 44 vollzog. (Präparat von Dr. F. SERGOVICH)

Im Fall eines Translokationsträgers als Elter wird sich — jedenfalls theoretisch — von vier Zygoten jeweils eine zu einem Mongoloiden entwickeln und jeweils eines von drei Kindern mit Mongolismus geboren werden. Eines unter drei Kindern wird auf jeden Fall normal sein und eines als Überträger wieder die gleichen Wahrscheinlichkeiten an seine Nachkommen vererben. In Wirklichkeit liegen die Verhältnisse jedoch etwas anders. Handelt es sich bei dem Träger der Translokation um die Mutter, so entsprechen Befund und Erwartung etwa einander. Ist jedoch der Vater Träger der Translokation, so treten unter seinen Nachkommen nur sehr wenige Mongoloide auf. Von einigen Ausnahmen abgesehen, entstehen nur Normale und wieder Überträger in gleicher Anzahl. Die näheren Gründe hierfür sind unbekannt.

74 Störungen durch autosomale Anomalien

In der gleichen Weise kann Chromosom 21 auch an einen Partner von Chromosom 22 transloziert werden. Wieder ist ein solcher Elter seinem Aussehen nach normal, aber ebenso wie im Fall der 13—15/21-Translokation sind unter seinen Nachkommen anteilmäßig ein Mongoloider, ein Überträger und ein normales Kind zu erwarten.

Damit gibt es nachweislich einige Mütter — allerdings sind es sehr wenige — die mit einem Risiko von einer unter drei Geburten jeweils ein mongoloides Kind zur Welt bringen und von deren Enkeln einer unter neun jeweils das Leiden aufweist. Derartige Aussichten sind beängstigend, aber die Verhältnisse können noch ungünstiger liegen.

Gehen wir von einem offenbar normalen Individuum aus, dessen eines Chromosom 21 an seinen Partner angeheftet sein soll, so daß eine

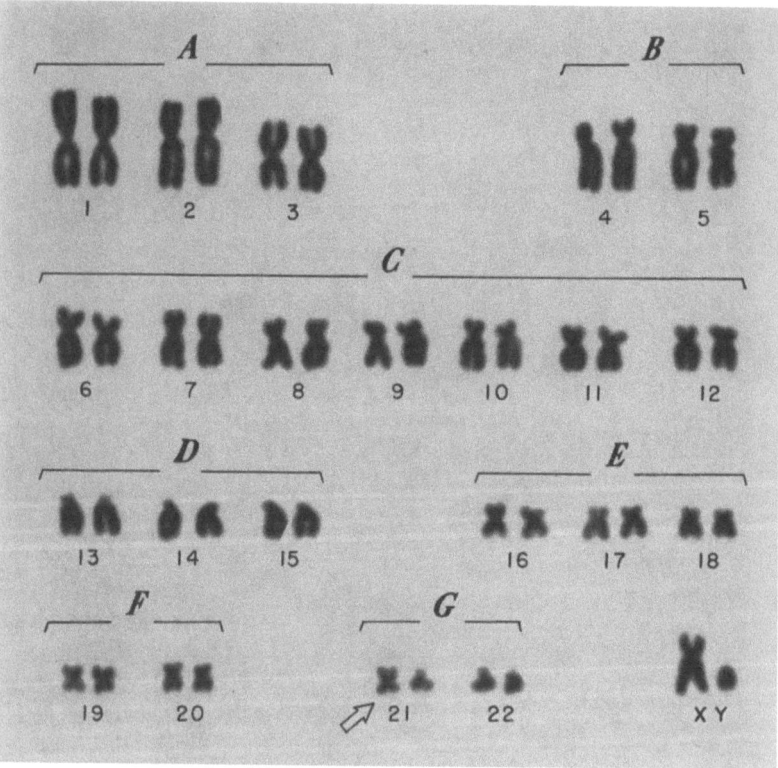

Abb. 46. Karyotyp eines Translokations-Mongoloiden mit einer G/G-Translokation. Das Bild entspricht dem von Abb. 42. Bei einer G/G-Translokations-Trägerin als Mutter wäre dieser Karyotyp möglich. Fälle wie dieser sind jedoch sehr selten, und dem Autor selbst ist keiner bekannt. Die Abbildung gibt einen für Demonstrationszwecke künstlich zusammengestellten Karyotyp wieder.
(Zusammenstellung Dr. F. Sergovich)

21/21-Translokation entsteht. Was geschieht in einem solchen Fall während der Gametogenese? Beide Chromosomen 21 müssen gemeinsam in eine Gamete wandern, so daß sich damit zwei Möglichkeiten ergeben: eine Gamete besitzt die beiden Partner des Paares, die andere keinen von beiden. Durch Befruchtung kommt ein weiteres Chromosom 21 hinzu. Für die Zygoten bestehen wieder zwei Möglichkeiten: es entsteht entweder eine letale monosome Kombination oder eine mit drei Chromosomen des einen Paares (Abb. 46). In diesem Fall ist jedes der geborenen Kinder mongoloid. Derartige Fälle sind ein- bis zweimal aufgetreten.

Da die Mehrzahl der Mongoloiden auf Grund von Non-disjunction von älteren Müttern stammen, bei denen sich das Nicht-Trennen der Chromosomen als abhängig vom mütterlichen Alter erwiesen hat, folgt daraus, daß die anderen noch anzutreffenden Aberrationsmöglichkeiten vorwiegend bei jüngeren Müttern zu finden sind. Gewiß kann es auch bei jungen Müttern zufällig zu einem Non-disjunction kommen, aber es ist vorwiegend in dieser Altersklasse, daß sich Träger von Translokationen mit dem hohen Risiko für Mongolismus finden. Diese Feststellung ist natürlich nicht ohne Bedeutung.

Die Entstehung von Isochromosomen und Mongolismus

Um unsere Zusammenstellung der wirksamen Mechanismen zu vervollständigen, die zur Anlage Mongoloider führen, sei noch auf eine weitere Möglichkeit hingewiesen, wenn sich auch für deren Realisierung noch keine Anhaltspunkte ergeben haben mögen. Auf Abb. 7 b, I sehen wir Chromosomen in der normalen Metaphase der zweiten Reifeteilung, und auf Abb. 7 b, J haben sich die Centromeren längs geteilt. Wir können also erwarten, daß jede Gamete von diesem einen akrozentrischen Chromosom einen langen und einen kurzen Arm erhält. Jedenfalls sollte es im Normalfall so sein. Wenn sich aber nun eine der Chromomeren von Chromosom 21 fälschlicherweise quer teilt, wie auf Abb. 10 B dargestellt, so erhält die eine Gamete beide langen Arme, also ein „Isochromosom aus den langen Armen von Chromosom 21", und in die andere gelangen die beiden kurzen Arme, ein „Isochromosom aus den kurzen Armen von Chromosom 21" bildend. Die Befruchtung würde im ersten Fall zu einer Zygote mit drei fast vollständigen Chromosomen 21 führen, die sich zu einem Mongoloiden entwickeln müßte. Im anderen Fall wäre die Zygote praktisch als monosom zu bezeichnen.

Semi-Mongoloide mit partiellem Chromosomen-Stückausfall

Wir haben erwähnt, daß die Diagnose des Mongolismus in seltenen Fällen zweifelhaft sein kann, so daß der junge Patient etwa eine Zwischenstellung zwischen einem normalen und einem mongoloiden Kind einnimmt. Selbst die Hautleistenmuster vermögen unter Umständen in diesen Fällen nicht eindeutig zur Klärung der Frage beizutragen, ob es sich um einen Mongoloiden handelt oder nicht. In Ausnahmefällen vermag der Mongolismus auch in der Stärke seiner Manifestation zu variieren. Hierin scheint sich eine Abhängigkeit von der Menge des zusätzlich vorhandenen Gen-Materials auszuprägen. Drei Chromosomen 21 führen zu Bildung eines Mongoloiden, zweieinhalb könnten die Anlage von „Semi-Mongoloiden" bewirken.

In sehr seltenen Fällen können nicht nur überzählige Chromosomen in eine Gamete mit einbezogen werden, sondern ein Teil eines solchen zusätzlichen Chromosoms geht anschließend, sei es in der Gamete oder später in der Zygote, durch den Ausfall eines Chromosomenstückes (Deletion) wieder verloren (Abb. 47). Der zuvor besprochene Fall des Patrick F. gehört hierher (Abb. 36). Er stellt einen de novo entstandenen Semi-Mongoloiden dar, bei dem der größte Teil des überzähligen Chromosoms wieder ausgefallen ist. Aus der Literatur sind weitere Beispiele dieser Art bekannt.

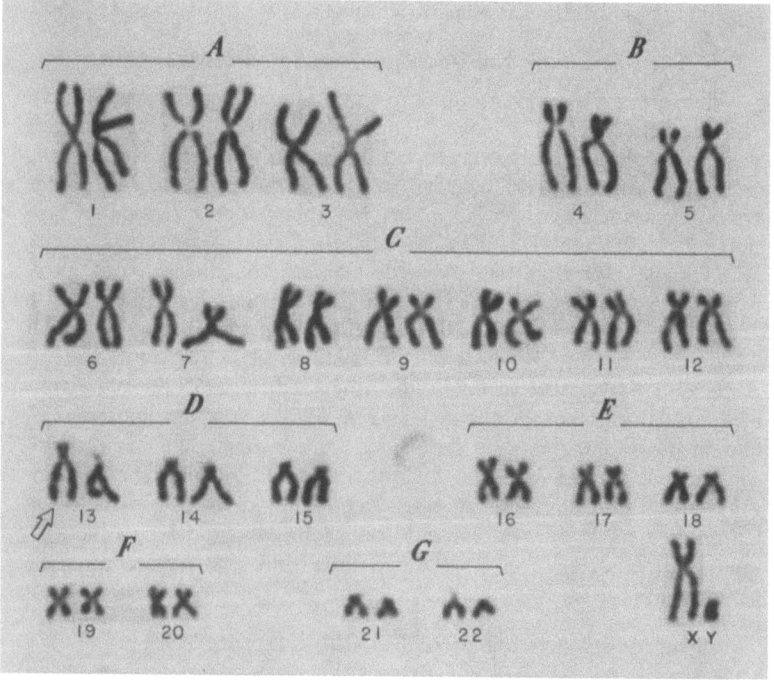

Abb. 47. Karyotyp des Patrick F. (Abb. 36). Zwei „freie" Chromosomen des Paares 21 neben einem überzähligen und an ein Chromosom der D-Gruppe translozierten Segment von Chromosom 21. „Semi-Mongoloider" (Präparat von Dr. D. H. CARR)

Mongoloide Mosaikbildung

Semi-Mongoloide — wenn wir sie weiter so bezeichnen wollen — können auch als Mosaikbildungen entstehen. Nehmen wir an, die Befruchtung eines Eies, das durch Non-disjunction ein Chromosom — wiederum die Nr. 21 — doppelt enthält, ergäbe eine trisome Zygote. Wiederholte mitotische Teilungen würden bei normalem Ablauf danach zum Aufbau eines ausschließlich aus trisomen Zellen bestehenden Körpers führen und einen typischen Mongoloiden mit Trisomie-21 ergeben. Nun kann aber der Fall eintreten, daß bei einer frühen mitotischen Teilung der für Chromosom 21 trisomen Zygote eine der Tochterzellen das eine ihrer Chromosomen 21 durch dessen verzögerte anaphasische Wanderung einbüßt (Abb. 11). Aus der Zelle mit den 47 Chromosomen gehen dann zwei Tochterzellen, die eine mit 47 Chromosomen, die andere mit dem normalen Satz von 46 Chromosomen, hervor. Diese beiden pflanzen sich als Stammlinien von Generation zu Generation fort. Ein solcher Körper setzt sich in der Folge aus zwei Zelltypen, aus normalen und trisomen, zusammen. Der Anteil normaler und abnormer Zellen hängt davon ab, wie weit die Embryogenese fortgeschritten war, ehe das anaphasische „Nachhinken" des einen Chromosoms zu einer abgeänderten Stammlinie führte. Erfolgt diese Änderung während der ersten zygotischen Teilung, so wird der Körper zu gleichen Teilen aus den Zellen beider Typen aufgebaut. Anaphasische Verzögerung und anschließender Chromosomenverlust auf einem späteren Stadium ergäben entsprechend andere Zellanteile.

Eine alternative Möglichkeit für Mosaikbildung könnten die auf Abb. 15 B wiedergegebenen Verhältnisse bieten. Hier ist die erste zygotische Teilung noch fehlerfrei verlaufen und resultiert in zwei Tochterzellen mit je 46 Chromosomen. Eine von ihnen fährt auch weiterhin fort, durch wiederholte Teilung eine Stammlinie aus Zellen mit 46 Chromosomen aufzubauen. Bei der anderen kommt es zu Non-disjunction des — hier angenommenen — Chromosoms 21. Die in der Folge gebildeten Tochterzellen werden nun entweder trisom für Chromosom 21 oder monosom sein. Für den Fall, daß die monosomen Zellen absterben und aus den trisomen eine Stammlinie hervorgeht, verbleiben im Embryo zwei Stammlinien, eine mit der Trisomie-21 und eine normale. Wieder wird — falls es zu den beschriebenen Abläufen kommt — der Anteil abnormer Zellen von dem Zeitpunkt während der Embryogenese abhängen, an welchem der Fehler unterlief. Auf diese Weise könnten Mosaikbildungen verschiedener Ausprägungsgrade entstehen.

Erstaunlich ist, daß mongoloide Mosaikbildungen häufig wie typische Mongoloide wirken, ja, oftmals kann man sie überhaupt nicht von diesen unterscheiden. Allem Anschein nach wird eine als echte semimongoloid ausgeprägte Mosaikbildung recht selten angetroffen, was sehr wahrscheinlich auf der ausschließlichen Analyse selektierter Fälle beruht: diejenigen unter ihnen, die wie Mongoloide aussehen und sich entsprechend verhalten, fallen auf. Wieviele praktisch normal wirkende mongoloide Mosaikbildungen mögen wohl unter uns leben? Wir wissen es nicht. Aber allein die Möglichkeit als solche ist wesentlich.

Stellen wir uns eine Frau mit Mongoloidbildung geringen Grades vor (bei der also nur ein geringer Anteil der Körperzellen anomal ist). Sie würde in unserer Gesellschaft nicht auffallen, denn sie würde uns ganz normal vorkommen. Enthielten jetzt ihre Ovarien abnorme Zellen, so könnte eines der Eier zufällig ebenfalls abnorm sein. Handelte es sich dabei um einen Fall von sekundärem Non-disjunction während der Gametogenese und das Nicht-Trennen beträfe Chromosom 21, so käme es zur Bildung einer Keimzelle mit den beiden Partnern des Paares 21 und die Befruchtung ergäbe einen Mongoloiden.

Es besteht guter Grund, solche Abläufe als durchaus möglich anzunehmen, denn es hat sich nachweisen lassen, daß einige wenige Mütter mongoloider Kinder — und sie gehören zumeist wieder der jüngeren Altersgruppe an — tatsächlich mongoloide Mosaikbildungen darstellen.

In dieser Hinsicht ist es außerordentlich zu bedauern, daß eine Überprüfung großer Populationen oder doch vielleicht aller zu ihr gehörenden prospektiven Ehepaare auf möglicherweise vorhandene autosomale Anomalien praktisch nicht durchführbar ist. Das Vorhandensein von zwei oder mehr X-Chromosomen in einer einzigen nicht in Teilung begriffenen Zelle, das sich entsprechend durch das Vorhandensein von ein oder zwei Barr-Körperchen anzeigt, läßt sich durch die Auswertung eines einfach herzustellenden Ausstriches der Mundschleimhaut ohne Mühe nachweisen und gestattet zu entscheiden, ob eine Diskrepanz zwischen dem beobachteten Geschlecht des Individuums und dem cytogenetischen Befund besteht. Ein einziger solcher Bericht bezog sich allein auf 20 725 Neugeborene. Die Autosomen lassen sich nicht genau klassifizieren und zählen, es sei denn in Präparaten von Gewebekulturen, und eine Gewebekultur erfordert viel Zeit, Arbeitskraft und Geschick bei der technischen Durchführung des Verfahrens. Umfangreiche Erhebungen über die Autosomenmorphologie anscheinend Normaler bedeutet daher ein Übermaß an Mühe und finanzieller Belastung. Immerhin ist zu bedenken, daß die Kosten für eine vollständige Chromosomen-Analyse — d. h. Arbeitsaufwand, Instrumentarium und Material — 600,— DM betragen. Ein Bericht in der Größenordnung des für die Geschlechtschromosomen Neugeborener durchgeführten, würde schätzungsweise 12 Millionen DM und viele Jahre an Arbeitszeit erfordern.

Mißbildungen, die gemeinsam mit dem Mongolismus auftreten

Bei einem mongoloiden Kind besteht natürlich die Möglichkeit, rein zufällig auch noch Träger weiterer Anomalien zu sein. Meiner Meinung nach spricht nichts dagegen, daß sich bei Mongoloiden nicht auch noch

Hasenscharte, Klumpfuß oder Phenylketonurie entwickeln. Jedoch besteht nachweislich eine Assoziation zwischen Mongolismus und den übrigen Chromosomen-Anomalien. In einer Familie mit einem Mongoloiden besteht eine leicht erhöhte Wahrscheinlichkeit, daß ein Geschwister oder sonst ein Verwandter eine Chromosomenanomalie eines anderen Typus besitzt. Dies bedeutet einen Hinweis darauf — nicht mehr — daß möglicherweise die Neigung zum Nicht-Trennen von Chromosomen allgemein gelegentlich auch vererbt werden kann.

Wenn in einem Chromosomenpaar einer Gamete zufällig Non-disjunction eintritt, ist gleichzeitig in einem weiteren Chromosomenpaar die gleiche Erscheinung möglich. Die Gonaden mancher Individuen können zum Non-disjunction in der einen oder anderen Form neigen. So sind, beispielsweise, Mongolismus und das Klinefelter-Syndrom (XXY) häufiger gemeinsam in einem Individuum gefunden worden als statistisch zu erwarten wäre.

Das mongoloide Kind und die Rolle des Arztes

Der Arzt, der sich mit den Problemen mongoloider Kinder befaßt, sieht mehr als nur die Schwierigkeiten des einzelnen Falles. Die gesamte Familie bedarf der Hilfe, allen voran die erschütterten Eltern, über welche das Unglück gekommen ist. Es bedarf des Fingerspitzengefühls seitens des Arztes, um für die Eltern das Leid erträglicher zu machen und seiner leitenden Hand, wenn es darum geht, daß sie ihr Schicksal in der ihnen zuträglichsten Weise auf sich nehmen.

Was soll der Arzt angesichts einer Mutter mit einem Neugeborenen tun, wenn er den Verdacht hegt, das Kind sei mongoloid? Soll er gar nichts sagen bis es dann soweit kommt, daß man seinen — scheinbar — mangelnden diagnostischen Scharfsinn anprangert? Soll er geradewegs seinen Verdacht äußern? Wenn es auch nicht leicht ist, so glaube ich doch, er sollte sich ein Herz fassen und in umsichtiger Weise tapfer sein.

Dem Arzt mit einer durchschnittlichen Praxis begegnen Mongoloide ja nur selten, und vielleicht ist er sich einer solchen Diagnose nicht recht sicher. Nach Möglichkeit sollte er gegebenenfalls — die Eltern dürften zu diesem Zeitpunkt allerdings noch nichts davon erfahren — einen Kollegen konsultieren, einen Kinderarzt, der schon viele mongoloide Kleinkinder gesehen hat. Dabei kann seine Diagnose dann bestätigt oder abgelehnt werden. Bestätigt sich der Verdacht nicht, so braucht kein Wort mehr über die Sache verloren werden, obwohl es vielleicht erforderlich wird, einen Grund für den Besuch des Spezialisten zu erfinden, falls die Eltern davon erfahren haben. Ist der Spezialist dagegen der gleichen Meinung, so meine ich, man müßte den nun begründeten Verdacht — je eher je besser — seinerseits ebenfalls äußern.

Wie ich höre, hat man sich Studenten gegenüber auf den Standpunkt gestellt, daß zunächst nur der Ehemann oder vielleicht sonst ein Verwandter von dem Verdacht erfahren sollten und daß man ihn von der Mutter fernhalten müsse. Das scheint mir ein sehr unrealistischer Ratschlag. Was für ein fürchterliches Geheimnis hielte damit ein Vater oder der betreffende Verwandte von einer stolzen nichtsahnenden Mutter mit ihrem Neugeborenen fern! Man muß es beiden Eltern, und zwar beiden zugleich sagen, daß man Grund zu der Vermutung habe, mit dem Neugeborenen sei doch nicht alles so, wie es sein sollte. Eine traurige Aufgabe ist es, die den größten Takt und viel menschliches Mitgefühl erfordert. Aber es ist besser, man nimmt sie sobald wie möglich auf sich. Mit Hinauszögern ist nichts gewonnen.

Wem während der ersten Lebenstage und Wochen wegen der Diagnose noch Zweifel kommen, für den ist es sicherlich besser, überhaupt zu schweigen. Die Zeit verleiht einem späteren Urteil dann mehr Sicherheit. Verdichtet sich der Verdacht indessen, so kann der Arzt ja sagen, daß er Bedenken hege, ob mit dem Kind auch alles in Ordnung sei und daß er gern einen Spezialisten hinzuziehen würde, damit sich dieser das Kind anschaue. In seinen jüngeren Jahren unterlief dem Autor einmal der Fehler, bei einem normalen Neugeborenen Mongolismus zu diagnostizieren. Die Erschütterung, die ein solcher Fehler anzurichten vermag, vergißt sich nicht so leicht. Erst muß man seiner Sache sicher sein, zusehen, daß sie bestätigt wird und dann die Wahrheit sagen.

Der Leser mag sich fragen, warum wir uns nicht einfach durch routinemäßige Untersuchung der Chromosomen eine Bestätigung verschaffen. Leider sind erst wenige und weit voneinander entfernt gelegene cytogenetische Zentren vorhanden, und man kann bisher Untersuchungsmaterial nicht einfach mit der Post verschicken. Wie die Dinge derzeit liegen, muß der Patient selbst in das betreffende Laboratorium gebracht werden. Aber hier bahnt sich bereits eine Veränderung an. In den USA jedenfalls ist jetzt eine Ausrüstung zur Chromosomen-Untersuchung nach dem „Selbst-ist-der-Mann"-Prinzip zu haben. Mit dessen Hilfe können in jedem beliebigen Laboratorium Präparate von sich teilenden Blutzellen angefertigt werden, die man dann an Experten in einem cytogenetischen Institut zur Auswertung sendet. Anscheinend leistet diese Ausrüstung gute Dienste, so daß man sich ihrer künftig sicherlich in noch größerem Umfang bedienen wird als bisher.

Was aber soll man den Eltern eines neugeborenen mongoloiden Kindes sagen? Man tut gut daran, ihnen reinen Wein einzuschenken und die ganze Wahrheit zu sagen.

Man muß ihnen erklären, daß es sich um ein seltenes Leiden, um eine rein zufällige Fehlentwicklung handle, bei welcher sich das Ei nicht gleichmäßig geteilt habe, so daß die Erbfaktoren dabei aus dem Gleichgewicht gekommen sind. Die Entwicklung sei dabei von einer zu großen Menge von Faktoren bestimmt gewesen. Man kann zu erklären versuchen, wie ein Zuviel an Aufträgen und Informationen den sich entwickelnden Körper in seinem Aufbau gestört und zu abnormem Wachstum angeregt habe. Dabei muß man ganz sicher sein, dahingehend verstanden zu werden, daß nicht der eine oder andere Elter für die Fehlentwicklung verantwortlich zu machen ist. Das Leiden habe weder mit einer Erkrankung eines der Eltern noch mit einem Versäumnis während der Schwangerschaft etwas zu tun. Es liege ein rein zufällig eingetretenes Mißgeschick vor. Vielleicht ist es angebracht, die Beziehung des Mongolismus zum mütterlichen Alter nicht allzu deutlich werden zu lassen, nachdem das Unglück einmal geschehen ist, damit, falls die Mutter tatsächlich älter sein sollte, nicht etwa ein Schuldgefühl aufkomme. Ein derartiges Schuldbewußtsein zu riskieren, kann nur Schaden anrichten.

Man muß ganz offen sprechen und sagen, daß ein mongoloides Kind bei all seiner liebenswerten Wesensart dennoch ein bescheidener Geist bleiben wird, daß es, zwar ein glückliches, fröhliches und zufriedenes Kind, weder imstande sein wird, eine öffentliche Schule zu besuchen noch sich später einmal selbst zu erhalten. Es wird auch nicht heiraten und keine Kinder haben.

Wie bereits zuvor ausgeführt, wird das Kind laufen lernen, jedoch erst spät dazu kommen; es wird sprechen lernen, jedoch langsam, und es wird in der Wahl seiner Worte einfach bleiben. Es wird lernen, sauber zu sein, aber all das erfordert viel Zeit. Falls eine Hilfsschule erreichbar ist, kann es sie besuchen, ist keine vorhanden, müßte man daran denken, es in einer Heimschule für Spätentwickelte unterzubringen.

Wenn es keinen Herzfehler aufweist, wird seine Gesundheit im allgemeinen gut sein. Ein Problem könnten Infektionen der Atemwege bilden. Alles das muß gesagt werden, wenn auch natürlich nicht notwendigerweise alles auf einmal. Ferner muß man meiner Meinung nach den Eltern anraten, Verwandten und Freunden gegenüber offen zu sein und auch mit ihnen über das Unglück zu sprechen. Es ist ja nichts, dessen man sich schämen müßte, und Verheimlichung bringt auch hier nichts Gutes. Man muß sich nur einmal das Herzweh einer Mutter vorstellen, der das Leiden ihres Kindes bekannt ist und die nun auf wohlgemeinte und durchaus freundliche Fragen nach dem Befinden des Kindes sich unbefangen zu antworten bemüht. Auch sie muß das, was nun einmal Tatsache ist, ihren Freunden, ihren Nachbarn und ihren übrigen Kindern mitteilen.

Mir selbst wurde einmal ein Kleinkind aus der weiteren Umgebung vorgestellt. Der Vater, selbst Wissenschaftler, kannte die chromosomalen Zusammenhänge. Er war jedoch nicht imstande, die Diagnose einfach hinzunehmen und bat um eine cytogenetische Untersuchung. Diese ließ sich einrichten. Die Eltern nahmen ihr Kind danach wieder mit sich heim und warteten auf den Bericht. Die Diagnose bestätigte sich. Ich schrieb an die Eltern und drückte mein Bedauern darüber aus, daß die Testpräparate den Mongolismus bei dem Kind ohne allen Zweifel bestätigten. Der Vater ließ meinen Brief vervielfältigen und schickte ihn an Freunde und Verwandte. Das mag nicht eben gemütvoll erscheinen, jedoch war der Gedanke im Grunde richtig. Klatsch und Vermutungen unter Nachbarn können das Unglück nur noch vergrößern. Wenn die Wahrheit einmal unmißverständlich ausgesprochen ist, bleibt ihr nichts hinzuzufügen.

Was kann man nun für das mongoloide Kind selbst tun? Heilung von seinem Leiden ist nicht möglich. Das ist eine Wahrheit, die hingenommen werden muß, und auch sie muß man aussprechen. Verzweifelte Eltern laufen mit ihrem Kind von einem Arzt, von einem Scharlatan zum anderen und suchen selbst in anderen Kontinenten nach etwas, was es nicht gibt. Was sie davontragen, sind einzig Enttäuschungen und finanzielle Einbußen. Man muß versuchen, aus dem Kind, so wie es ist, das beste zu machen und hierbei nichts Unerreichbares anstreben.

Allgemein ist man jetzt davon überzeugt, daß die potentiellen Fähigkeiten eines solchen Kindes sich am besten entfalten können, wenn man es, wenigstens einige Jahre hindurch, mit in der Familie leben läßt, wo es von den Eltern umhegt wird, wo seine Geschwister sich mit ihm beschäftigen und wo es in häuslicher Umwelt lernt und Anregung erfährt. Die meisten Eltern wollen das auch. Schwer zu behandeln ist ein solches Kind nicht.

Hat das Kind das schulpflichtige Alter erreicht, so ergeben sich weitere Fragen. Im Idealfall könnte man es auch dann weiterhin daheim behalten und es eine Tages-Hilfsschule besuchen lassen. Besteht keine Möglichkeit hierfür, müßte man es in eine medizinisch betreute Heimschule geben, um seine Anlagen bestmöglich zu entwickeln.

Ein Mongoloider wird es nie soweit bringen, daß er sich selbst erhält, und seine Eltern können sich auch nicht Zeit seines Lebens um ihn kümmern. Darüber hinaus sind sie bei seiner Geburt vermutlich auch bereits älter, und wenn er dann erwachsen ist, steht er allein. Die meisten Mongoloiden kommen in Pflegeheime, wenn auch lediglich aus den obigen Gründen. Die Umstände mögen im einzelnen andere sein, aber in einer Gesellschaft, für die ich schreibe, geht mein Rat dahin, das mongoloide Kind, wenn auch nur für ein paar Jahre, im elterlichen Haushalt leben zu lassen. Wissen die Eltern doch dann, daß sie das Menschenmögliche für ihr Kind getan haben.

Wie stellen sich die übrigen Kinder zu einem Mongoloiden? Wird ihnen der Mongoloide womöglich irgendwelchen Schaden zufügen? Wenn die Spielgefährten die Zusammenhänge verstehen und die Eltern des Kindes seinetwegen weder Scham noch Schuld empfinden, so erwächst weder den Geschwistern noch den Spielgefährten eines Mongoloiden irgendwelcher Nachteil. Das Wissen um die Umstände führt dazu, daß man sie hinnimmt und Mitleid empfindet. Geheimniskrämerei nährt nur die Lust zu sticheln und grausam zu spotten.

Erbberatung

Die Beratung auf erblicher Grundlage befaßt sich nicht mit Risiken, Tatsachen und Zahlen allein. Es gehört das Erklären der natürlichen Voraussetzungen als den eigentlichen Ursachen des Leidens dazu. Man muß Schuldgefühle fernhalten und gegenseitigen Verdächtigungen unter den Eheleuten den Boden entziehen. Der genetische Berater muß sich der Sache wirklich ernsthaft annehmen. Darüber haben wir ja bereits kurz gesprochen.

Wie verhält es sich aber mit dem Risiko und den Verhältniszahlen? Mit welcher Wahrscheinlichkeit kann ein Paar die Geburt eines mongoloiden Kindes erwarten? Welches sind die Aussichten, daß ein weiteres Kind mit diesem Leiden zur Welt kommt?

Eine Mutter, die zuvor noch kein mongoloides Kind geboren hat und in deren Familie keine Mongoloiden aufgetreten sind, geht, ihrem Alter entsprechend, das auf Tab. 31 verzeichnete Risiko ein, ein Risiko, das im Alter von 25 Jahren etwa 1 zu 2000, bei etwa 35 Jahren 1 zu 200 und im Alter von 40 Jahren und darüber 1 zu 40 beträgt. Das sind natürlich Mittelwerte, die bei einzelnen Sammeldaten auch variieren können. Als Faustzahlen mögen sie genügen. Vergleichsweise mag hier daran erinnert werden, daß jedem Paar überhaupt mit einer Wahrscheinlichkeit von 1 zu 40 ein Kind mit kongenitalem Leiden geboren wird.

Betrachten wir nun die Aussichten, mit denen in einer Familie mit bereits einem Mongoloiden ein zweites Kind dieser Art geboren wird, so haben wir auch nicht eben festen Boden unter den Füßen. Schon viele Untersuchungen sind hierüber angestellt und viele Werte für ein mögliches Risiko angegeben worden. Auf die Gefahr hin, dogmatisch zu sein, wollen wir einmal prüfen, was wirklich ausgesagt werden kann.

Ist eine Mutter über 35 Jahre alt, sind wir bei der Geburt eines Mongoloiden so gut wie sicher, das wir ein durch ihr Alter ausgelöstes Leiden vor uns haben, daß bei den Eltern nicht notwendigerweise ein Überträger mit einer Translokation, noch ein Fall von leichter Mosaikbildung bei der Mutter vorliegen muß. Das Risiko, mit dem sie nach diesem ersten einen weiteren Mongoloiden zur Welt bringt, entspricht dem des ersten, nämlich 1 zu 150 im Alter von 35 Jahren und 1 zu 40 und darüber mit zunehmendem Alter von 40 bis 45 Jahren. Es liegt hier ein praktisch zu vernachlässigender Anstieg einer ursprünglich hohen Wahrscheinlichkeit vor.

Mit niedrigerem mütterlichen Alter nimmt das bereits vorhandene Risiko weiter zu, denn es wächst jetzt die Wahrscheinlichkeit, daß vom

Alter unabhängige Mechanismen wirksam werden, daß z. B. Eltern mit Translokationen, mütterlicherseits mit mongoloiden Mosaikbildungen oder auch mit erblicher Neigung zum Non-disjunction vorliegen. Auf empirisch errechnete Risiken kann man sich hier nicht völlig verlassen, auch wenn wir sie, wie folgt, formulieren können: Für eine Frau von 25 Jahren ergibt sich eine fünfzigfache Steigerung des altersbedingten Risikos allein, für eine Frau von 30 Jahren ein vierfaches Risiko gegenüber dem lediglich durch das Alter bedingten Wert. Wir erhalten auf diese Weise eine Steigerung des ursprünglich niedrigen Risikos.

Wir müßten aber mehr tun als nur statistische Risiken berechnen, und wir können es auch. Wo immer einer Mutter unter 35 Jahren ein mongoloides Kind geboren wird, sollte obligatorisch eine Chromosomen-Untersuchung durchgeführt werden, die nicht nur das Kind und dessen Eltern, sondern auch die übrigen Kinder der Familie betrifft. Nur auf diese Weise können wir die Überträger von Translokationen mit dem sehr hohen Risiko der Geburt eines weiteren mongoloiden Kindes unter den Eltern erkennen. Nur so vermögen wir den Elter mit der Mosaikbildung festzustellen, bei dem das Risiko, wenn auch zahlenmäßig noch durchaus ungewiß, dennoch möglicherweise beängstigend hoch liegt. Nur so können wir jeden Translokations-Überträger unter den Geschwistern Mongoloider erkennen, für den natürlich eine hohe eigene Wahrscheinlichkeit für die Geburt mongoloider Kinder besteht. Die Schwierigkeiten, die sich der Überweisung derartiger Familien an cytogenetische Zentral-Laboratorien in den Weg stellen, darf man nicht als unüberwindlich betrachten. Die Sache, um die es geht, ist zu ernst.

Kapitel VI

Weitere Syndrome auf Grund autosomaler Anomalien

Wenn derart gleichbleibende Fehlbildungen wie beim Mongolismus in jedem Fall mit einer chromosomalen Aberration verbunden auftreten, so liegt es nahe, vergleichsweise nach weiteren Parallelen dieser Art zu suchen. An Chromosomenanomalien könnte man so, beispielsweise, auch in Verbindung mit Chondrodystrophie, Anencephalie, amaurotischer Idiotie oder Phenylketonurie denken, um nur einige wenige Leiden zu nennen, die daraufhin geprüft worden sind. Hier ergaben sich jedoch keine derartigen Beziehungen. Außer im Fall von Mongolismus treten autosomale Anomalien nur sehr selten regelmäßig in Verbindung mit angeborenen Mißbildungen oder Defekten auf.

In den meisten Fällen ist ein Zuviel oder Zuwenig an chromosomaler Substanz wohl gleichbedeutend mit grundlegenden Eingriffen, die auf sehr frühen Stadien den Stillstand der embryonalen Entwicklung und die Resorption des Keimes bewirken. Ohne Zweifel dürften bei vielen Defekten kleinere Chromosomenanomalien beteiligt sein. Anscheinend sind sie jedoch so winzig, daß sie sich mit unseren gegenwärtigen relativ groben Methoden nicht nachweisen lassen. Sicherlich werden hier verfeinerte Darstellungsmöglichkeiten mit der Zeit Abhilfe schaffen. Innerhalb der letzten beiden Jahre haben wir immerhin — zusätzlich zum Mongolismus — einige konstant ausgeprägte Störungen kennengelernt, die stets mit den gleichen autosomalen Aberrationen einhergehen.

Das D_1-Trisomie-Syndrom

Bei lebenden Kindern findet sich dieses Leiden nur äußerst selten, und es mögen bisher insgesamt nicht mehr als einige Dutzend solcher Fälle aufgezeichnet worden sein. Dennoch sind die auftretenden Anomalien so gleichbleibend ausgeprägt, daß man sie bei der Geburt ihrer Träger erkennt: Das Neugeborene ist zart, sehr klein und microcephal. Schädelknochen und Kopfhaut können außerdem mißbildet oder defekt sein. Lippen-Gaumen-Spalten oder doch eine von beiden kennzeichnen das Bild. Ebenso treten regelmäßig Mikrophthalmie und stark verengte Lidspalten auf. Diffuse Capillarhämangiome sind häufig. Gewöhnlich tragen entweder Hände oder Füße überzählige Glieder. Die

Finger liegen oftmals in Dauerbeuge. Der Phänotyp eines solchen Kleinkindes ist unverkennbar (Abb. 48). Eine erste Beschreibung dieses Syndroms findet sich 1657 bei BARTOLIN.

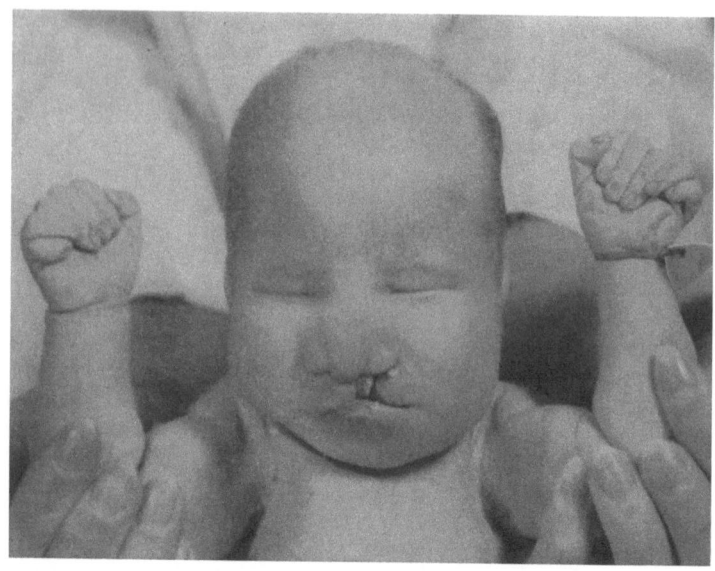

Abb. 48. D_1-Trisomie-Syndrom. Die überzähligen Finger sind in diesem Fall besonders gut entwickelt. Seit 30 Jahren konservierte Totgeburt aus dem Dept. of Anatomy of The University of Western Ontario. Die typischen Merkmale lassen keinen Zweifel an der Diagnose. (Freundlicherweise von Prof. M. L. BARR zur Verfügung gestellt)

Die Kinder bleiben gewöhnlich nur ein paar Tage oder auch nur Stunden am Leben. Bei der Autopsie ergeben sich dann noch weitere Defekte. Besonders neigt das Vorderhirn zu Fehlentwicklungen. Bulbi und Ducti olfactorii können überhaupt nicht angelegt sein, ein Befund, der als „Arrhinencephalie" bezeichnet wird. Fehlen oder Fehlbildung des Corpus callosum sowie Mißbildung des Cerebellum können hinzukommen. Nach den Befunden an Kleinkindern, die lange genug am Leben blieben, um entsprechende Feststellungen zu gestatten, scheinen geistige Defekte die Regel zu sein.

Dysplasie der Retina sowie Fehlentwicklungen von Iris und Wimperregion treten offenbar ebenso konstant auf. Es ist bemerkenswert, daß auch in früheren Veröffentlichungen über Dysplasie das häufig gemeinsame Auftreten mit Anomalien der beschriebenen Art erwähnt wird.

Angeborene Mißbildungen des Herzens finden sich praktisch in jedem Fall. Wenn auch der Ventrikel-Septum-Defekt am häufigsten auftritt, so sind ebenso Atrio-Septum-Defekte, offener Ductus Botalli, anomaler Venenbogen sowie Verlagerung der großen Gefäße anzutreffen, wobei diese Mißbildungen einzeln oder kombiniert vorkommen können. Auch Hydronephrose, Nierencysten, abnorme Lappung der Lungen und septierter Uterus wurden beschrieben.

Die Hautleistenmuster sind abnorm. Der axiale Triradius liegt in jedem Fall sehr hoch und an beiden Händen sehr weit distal. Zusätzliche Muster treten mehr im thenaren Bereich als am Daumenballen auf. Anders als bei Mongoloiden finden sich an den Fingerbeeren eher Wirbel und Bögen als ausschließlich Schleifen. Die Handflächen sind häufig von einer oder mehreren Affen- oder Querfurchen durchzogen, und am fünften Finger kann eine einzige Knickfurche vorhanden sein. Das Muster im Hallux-Bereich der Sohle ist praktisch von entscheidendem Wert für die Diagnose, denn hier zeigt sich ein charakteristischer S-förmiger Fibularbogen (Abb. 49, A, B). Ein derartiges Muster findet sich weder bei Normalen noch in Verbindung mit anderen Chromosomen-Anomalien.

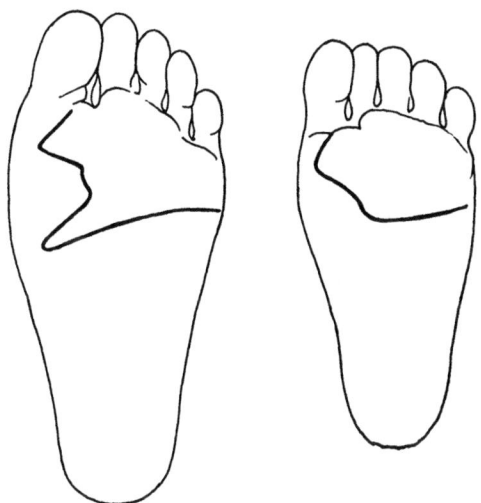

Abb. 49. D_1-Trisomie-Syndrom: Hautleistenmuster der Fußsohlen. Umriß des charakteristischen Fibularbogens bei zwei Fällen. [Aus: H. C. SOLTAN and IRENE UCHIDA: Evaluation of Dermatoglyphics in Medical Genetics. Pediat. Clin. N. Amer. 10 (2) (1963). Philadelphia: W. B. Saunders Co.]

Als wesentliches cytogenetisches Kennzeichen läßt sich Trisomie bei einem der Chromosomenpaare der D-Gruppe feststellen (Abb. 50). Ob es sich bei den dreifach vorhandenen um Elemente der Paare Nr. 13, 14 oder 15 handelt, ist dabei nicht zu entscheiden, denn diese drei Paare lassen sich wegen ihrer gleichen Gestalt nicht voneinander trennen. Da aller Voraussicht nach noch zwei weitere Beschreibungen von Syndromen in Verbindung mit Trisomie innerhalb der D-Gruppe zu erwarten sind, hat man dieses als das zuerst analysierte häufig mit D_1 bezeichnet.

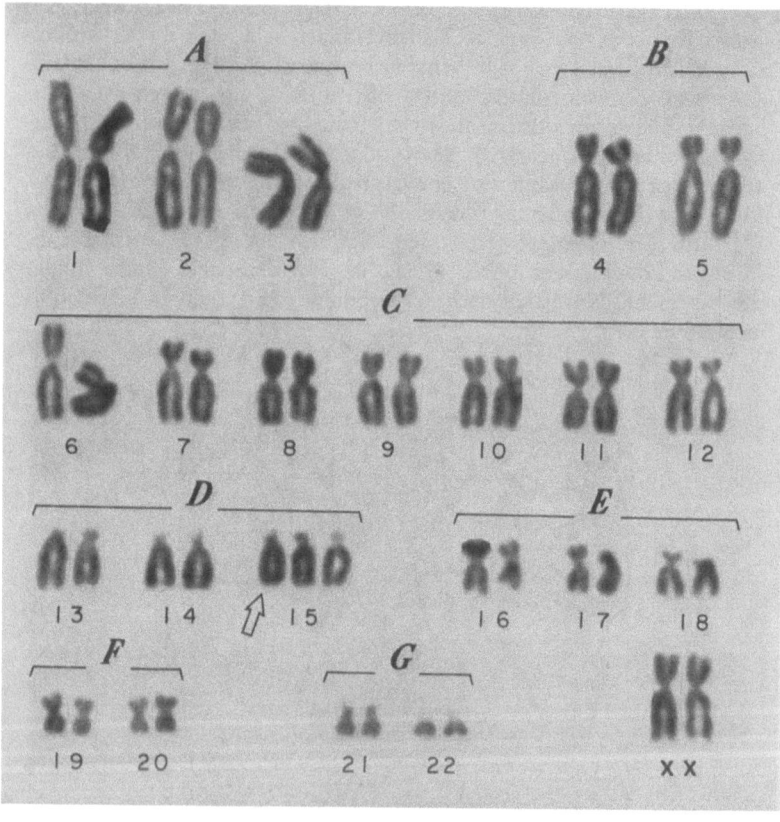

Abb. 50. Trisomie bei einem Chromosom der D-Gruppe. Eine Zuordnung ist nicht möglich, da die Chromosomen dieser Gruppe nicht zu unterscheiden sind. (Präparat von Dr. D. H. CARR)

Es wird vermutet, daß der Mechanismus, auf Grund dessen die Trisomie zustande kommt, Non-disjunction bei der Anlage der weiblichen Gamete ist, denn wie bei Mongolismus auch, besteht hier eine signifikante Relation zum mütterlichen Alter. Ebenso wären jedoch Translokationsträger oder nicht faßbare Mosaikbildungen bei einem der Eltern möglich. Auf jeden Fall müßte man danach Ausschau halten.

Da Kleinkinder mit diesem Leiden, wie gesagt, meistens frühzeitig sterben, erhebt sich die Frage wie oft eine Schwangerschaft mit dieser Störung zur Fehlgeburt führt. Unter seinen 200 nicht selektierten Feten stellte CARR sechs Fälle von D-Trisomie fest. Die Anomalie ist also nicht eigentlich selten, sie hat nur einen starken Letaleffekt.

Das E-Trisomie-Syndrom

Diese Störung tritt nicht selten auf, obwohl sie weniger häufig vorkommt als Mongolismus. Es sind viele derartige Fälle aufgezeichnet, und man hat ihre Häufigkeit auf eine Geburt unter 3000 bis 4000 geschätzt. Der Autor konnte im Verlauf der beiden letzten Jahre in seiner Praxis zwei solcher Fälle registrieren.

Die Kleinkinder sind dünn, zart und winzig. Sie wachsen und gedeihen auch nicht und sterben gewöhnlich früh. Einige bleiben auch zwei bis drei Jahre am Leben. Der Hinterkopf ist stark gewölbt, und die oftmals mißbildeten Ohren sitzen tief an. Das Kinn ist fliehend, und die Augen treten ziemlich hervor. Häufig sind Nabel- und Leistenhernien. Eines der am meisten auffallenden und regelmäßig anzu-

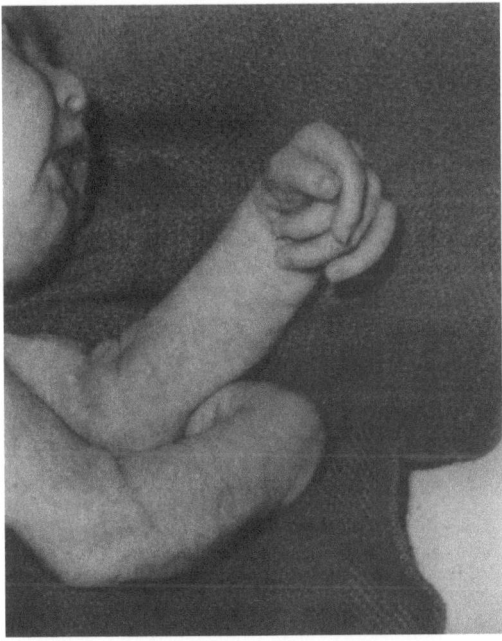

Abb. 51. E-Syndrom (manchmal einfach als Trisomie-18 bezeichnet). Die Finger werden steif abgewinkelt gehalten, wobei der Zeigefinger über dem Mittelfinger liegt

treffenden Charakteristika besteht in der scharfen Beugung der Finger in den Metacarpophalangeal-Gelenken. Die Finger liegen den Handflächen fest an. Der Zeigefinger wird eigenartig nach der ulnaren Seite hin abgewinkelt gehalten und liegt über dem Mittelfinger. Auch bei ziemlichem Kraftaufwand lassen sich die Finger nicht strecken (Abb. 51).

Die Füße mit ihren konvexen Sohlen sind eigenartig gestaltet und erinnern mit den nach rückwärts gewölbten Fersen an das Gestell eines Schaukelstuhles, so daß man hier von „Schaukelstuhlfüßen" spricht (Abb. 52). Das abgebildete Kind wurde eindeutig allein auf Grund seiner Füße diagnostiziert, die unter der Decke hervorsahen.

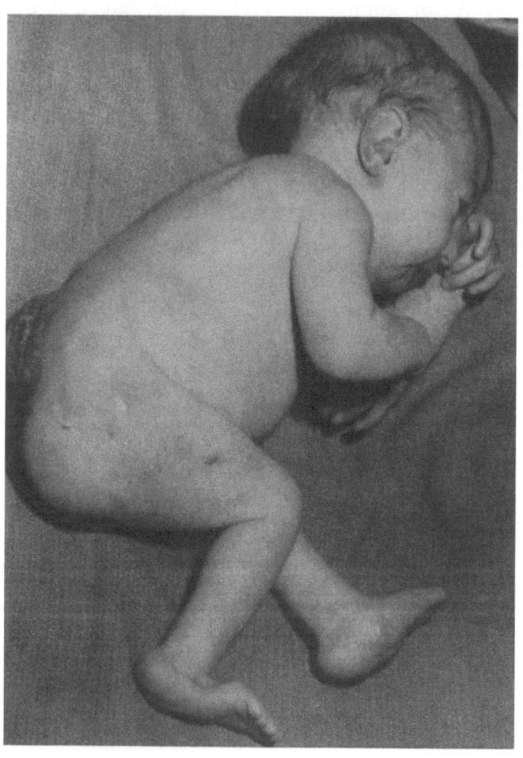

Abb. 52. E-Syndrom. Besonders zu beachten sind die „Schaukelstuhl-Füße", die Brachygnathie, das vorgewölbte Hinterhaupt und der in diesem Fall zu beobachtende Vorfall von Rückenmarkhäuten (Meningomyelocele)

Eine weitere bemerkenswerte Eigenart dieser Kleinkinder besteht in ihrer Ungelenkheit. Ihre angewinkelten Gliedmaßen sind kaum zu bewegen. Die Reflexe sind dabei nicht gesteigert, und es hat nicht den Anschein als stände die Starre in Beziehung zu einer Läsion der oberen motorischen Neuralanlage, obwohl eine solche durchaus vorhanden sein könnte. Mißbildungen des Zentralnervensystems finden sich häufig. Gewöhnlich lassen sich auch Anomalien in der Entwicklung von Groß- und Kleinhirn nachweisen; Spina bifida und Meningomyelocele treten ebenfalls auf. Bei denjenigen Kindern, die eine Zeitlang am Leben bleiben, ist eine Verzögerung der geistigen Entwicklung die Regel.

Die Hautleistenmuster sind der Untersuchung nicht leicht zugänglich, da die Finger zur Handfläche hin steif abgewinkelt gehalten werden. Der axiale Triradius liegt wie bei Normalen proximal, und weder Hypothenar- noch Thenarballen weisen ungewöhnliche Leistenmuster auf. Jedoch sind die Fingerbeermuster sehr ungewöhnlich, denn sie tragen häufig Bögen, die an den Fingern normalerweise nur selten vorkommen. In einer Untersuchungsserie von 15 Patienten mit dem E-Trisomie-Syndrom (also bei insgesamt 150 Fingerbeermustern) fanden sich 128mal Bögen. Sie können im Einzelfall an jedem Finger auftreten und finden sich ebenfalls an den Zehen. Der Ballenbereich der großen Zehe neigt jedoch zur Musterlosigkeit.

Vermutlich findet sich eine quer über die Handfläche verlaufende Furche häufiger als bei Normalen. Sie bildet jedoch kein durchgehend anzutreffendes Merkmal und ist in jedem Fall wegen der starren Abwinkelung in den Gelenken der Mittelhandknochen und dem sehr tiefliegenden Knick, durch welchen die Gelenke verdeckt sind, äußerst schwer zugängig. Sehr häufig ist ein kurzer fünfter Finger mit nur einer Interphalangealfurche, der in dieser Form — wenn überhaupt — bei Normalen kaum angetroffen wird.

Die in diesem Fall wesentliche Chromosomenanomalie betrifft eine Trisomie innerhalb der E-Gruppe. Es läßt sich nicht mit Sicherheit sagen, welchem Paar die drei Partner angehören. Höchstwahrscheinlich ist es jedoch nicht das Paar Nr. 16. Allgemein hält man das Paar Nr. 18 für das aberrante, und so findet man die Anlage manchmal eindeutig als 18-Trisomie bezeichnet (Abb. 53).

Auch in diesem Fall ist wahrscheinlich Non-disjunction in der mütterlichen Keimzelle die Ursache, denn es bestehen — wie bei Mongolismus und der D_1-Trisomie — Hinweise auf eine Beziehung zum mütterlichen Alter. Von jungen Müttern können solche Kinder auf Grund zufällig eintretender Störungen ebenfalls geboren werden (die Mutter des hier abgebildeten Kindes war 24 Jahre alt), aber das mittlere mütterliche Alter bei der Geburt derartiger Kinder liegt über dem normalen Durchschnitt. Vermutlich war im vorliegenden Fall einer der Eltern Träger einer balanzierten Translokation, oder es handelt sich um einen Fall unauffälliger Trisomie-18-Mosaikbildung.

Allem Anschein nach kommt es bei vielen Embryonen mit der E-Trisomie nicht häufig zu Fehlgeburten, es sei denn, diese Schwangerschaften liefen erst gar nicht soweit ab, um einen Abort feststellen zu lassen. Unter den 200 von CARR untersuchten Fehlgeburten fanden sich 7 mit einer Trisomie der E-Gruppe, von denen jedoch 6 trisom für Chromosom Nr. 16 waren. Bei der restlichen könnte es sich um den Fall eines Abortes mit Trisomie-18 gehandelt haben.

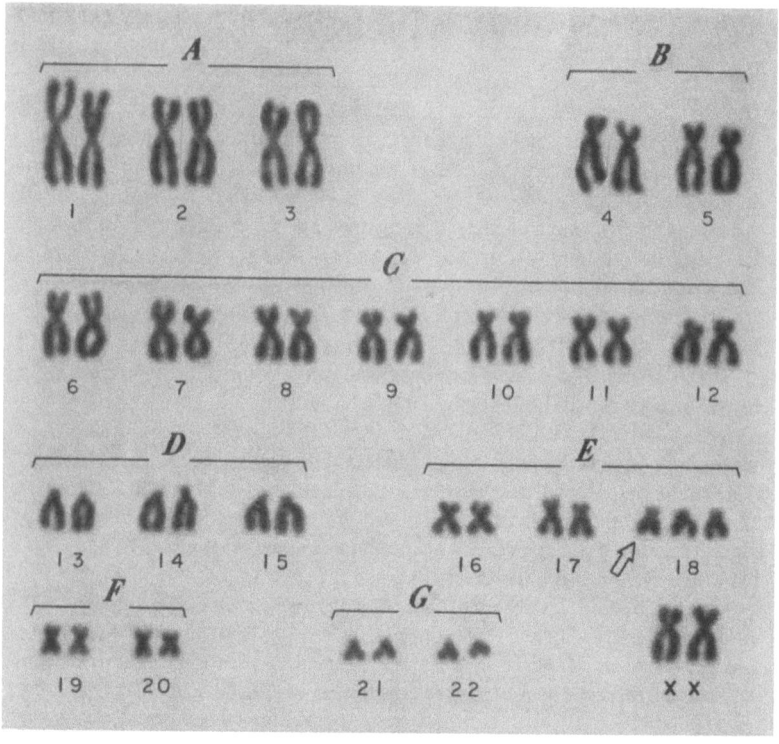

Abb. 53. Karyotyp bei einem E-Syndrom auf Grund von Trisomie-18 (Präparat von Dr. D. H. CARR zur Verfügung gestellt)

Das „Katzenschrei-Syndrom"

Syndrome auf Grund der Trisomie von Chromosomen der D- und E-Gruppe waren 1960 beschrieben worden, und es hatte zunächst den Anschein, als würden keine weiteren konstanten autosomalen Störungen mehr gefunden, bis mit der von JEROME LEJEUNE als „La maladie du cri du chat" 1964 beschriebenen eine weitere hinzukam.

Kleinkinder dieser Art, die, von wenigen Ausnahmen abgesehen, sehr früh sterben, sind in ihren Merkmalen bis auf eines weniger definitiv ausgeprägt als die übrigen autosomalen Störungen. Es zeigen sich geistige Defekte, und die Kinder gedeihen weder noch wachsen sie. Sie sind microcephal und haben runde Mondgesichter, überzählige

Brustwarzen, schräge Lidspalten und, was wenig besagt, Epicanthus-Falten. Die Ohren sitzen tief an, das Kinn ist leicht fliehend, jedoch treten diese beiden Merkmale nicht unbedingt hervor (Abb. 54). Ebenso zeigen auch die Hautleisten hier keine auffallenden Abweichungen von den normalen Mustern, wenn auch quer über die Handflächen verlaufende Affenfurchen offenbar häufig vorhanden sind.

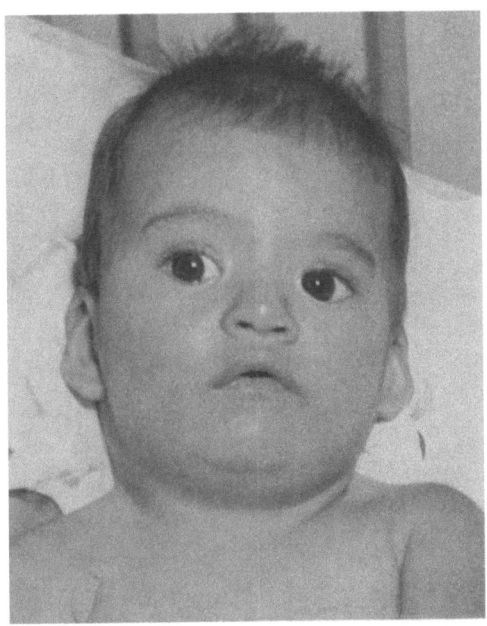

Abb. 54. „Katzenschrei-Syndrom" (Maladie du cri du chat). Die klinischen Merkmale sind hier weniger ausgeprägt als im Fall der übrigen autosomalen Anomalien. Zu beobachten ist ein „Mondgesicht", weiter Augenabstand, fliehendes Kinn und tief ansitzende Ohren. Das Weinen des Kindes stellt im Fall dieser Störung das am besten ausgeprägte Charakteristikum dar. (Die Photographie wurde freundlicherweise von Dr. N. MACINTYRE von der Western Reserve University, Cleveland, Ohio, zur Verfügung gestellt. Die Wiedergabe erfolgt mit Genehmigung der American Medical Association, Herausgeb. des Amer. J. Dis. Child)

Eigenartig ist dagegen die Stimme des weinenden Kleinkindes. Sie klingt wie leises, hohes, klagendes, teils mit Kreischen untermischtes Wimmern, das man mit dem Schrei der Katze verglichen hat. Durch das Entgegenkommen von NEIL MACINTYRE der Western Reserve University besitzt der Autor eine Bandaufnahme dieses Weinens. Ihm erscheint es eher wie der Schrei eines Vogels als der einer Katze und erinnert mehr an den Ruf einer jungen Eule. Das Weinen klingt wirklich so eigenartig, daß man sich nicht vorstellen kann, es bliebe unbeachtet. Jedoch scheint es sich bei denjenigen Kindern, die das zweite und dritte Jahr erleben, zu verändern und erinnert dann nicht mehr an den Schrei eines Tieres in Not.

Die chromosomale Störung ist in diesem Fall nicht eine Trisomie sondern ein Chromosomen-Stückausfall, eine „Deletion": An einem der Partnerchromosomen der Gruppe B fehlt ein Stück des kurzen Armes. Es handelt sich um einen Ausfall am kurzen Arm des Chromosoms Nr. 5 (Abb. 55).

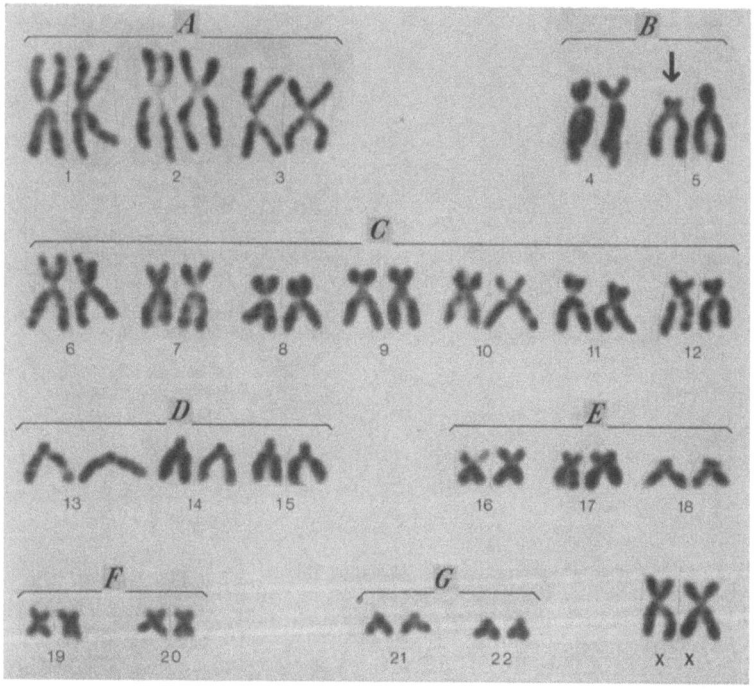

Abb. 55. Karyotyp des „Katzenschrei-Syndroms". Wesentlich ist der Chromosomen-Stückausfall (Deletion) beim kurzen Arm eines Chromosoms der B-Gruppe, vermutlich des Chromosoms Nr. 5. (Präparat aus dem Cytogenetics Laboratory, Victoria Hospital, London/Canada)

Bisher sind erst zu wenige solcher Fälle aufgezeichnet, um bereits nähere Angaben über das Zustandekommen der Anomalie zu gestatten. Da es sich um den Verlust eines Chromosomenstückes und nicht um eine auf Non-disjunction beruhende Trisomie handelt, könnte man sich vorstellen, dieser Defekt komme unabhängig vom mütterlichen Alter zustande. In den meisten Fällen geht vermutlich das betreffende

Chromosomenstück im Verlauf der Keimzellenbildung verloren. Kürzlich konnten bei einem der von LEJEUNE beschriebenen Fälle mit dem erblichen Translokationsmechanismus von Mongoloiden vergleichbare Verhältnisse gefunden werden (Abb. 44). Die Mutter des betreffenden „Kindes mit dem Katzenschrei" war Trägerin einer balanzierten Translokation: Der kurze Arm eines Chromosoms ihres fünften Paares war einem anderen Chromosom angeheftet. Bei ihr bestand weder ein Ausfall noch ein Überschuß an Gen-Substanz. Die entstehenden Gameten könnten jedoch das Chromosom mit dem verkürzten Arm und nicht das mit dem translozierten Segment aufweisen. Aus der Befruchtung einer solchen Keimzelle ginge dann ein „Kind mit dem Katzenschrei" hervor. Zusätzlich wären von dieser Mutter Gameten mit dem vollständigen normalen fünften Chromosom sowie dem das translozierte Fragment tragenden Chromosom zu erwarten. Die sich aus einer solchen Keimzelle entwickelnde Zygote wäre dann trisom für den kurzen Arm des Chromosoms Nr. 5. Eine derartige Chromosomen-Konstellation trat tatsächlich auf, und die Frau hatte zwei solcher trisomen Kinder mit Syndromen unspezifischer Art. Fälle wie dieser, in denen der cytogenetische Mechanismus genauso abläuft, wie man es theoretisch im voraus angeben kann, haben etwas Faszinierendes.

Wie bereits bemerkt, treten entgegen aller Erwartung relativ wenige der angeborenen Mißbildungen regelmäßig zusammen mit autosomalen Chromosomenanomalien auf. Gegenwärtig hat es den Anschein, als ob unter den lebendgeborenen Typen lediglich der Mongolismus, das D-, das E- und das Katzenschrei-Syndrom konstant auf einer derartigen Assoziation beruhen. Aber es können ohne weiteres auch noch weitere Typen hinzukommen.

Natürlich wurde bei einer Vielzahl krankhafter Anlagen gleichzeitig über chromosomale Veränderungen berichtet, aber die hier gefundenen Beziehungen erwiesen sich nicht als konstant oder sie waren gar einmalig. Um hier aus der eigenen Praxis einige Beispiele anzuführen, sei ergänzend bemerkt: Ein Bericht enthielt Angaben über eine Chromosomenaberration in einem Fall von Riesenhämangiom in Verbindung mit Thrombocytopenie; in einem ähnlichen eigenen Fall jedoch war diese Anomalie nicht nachweisbar. Bei einem uns vorgestellten Oro-fascial-digital-Syndrom von PAPILLON-LEAGUE ließ sich keine Chromosomenanomalie auffinden, obwohl sie in einem entsprechenden weiteren Fall vorlag. — Ein Knabe wurde uns mit dem Verdacht auf retardierte Entwicklung vorgestellt. Sein Intelligenz-Quotient lag nahe der unteren normalen Grenze, und er war stark schwerhörig. Seine Erscheinung wirkte eigenartig und war nicht unähnlich der unseres Semi-Mongoloiden Patrick F. (Abb. 36). Bei der Chromosomenanalyse der Blutlymphocyten zeigten sich keine Anomalien. Da die Hautleistenmuster des Kindes indessen völlig ungewöhnlich waren, liefen die Untersuchungen weiter. Fibroblasten-Kulturen ergaben dann

Trisomie eines seiner Chromosomen der C-Gruppe. Der Proband war damit eine Mosaikbildung mit Trisomie innerhalb der C-Gruppe seiner Chromosomen. Die spezielle cytogenetische Literatur weist eine große Anzahl derartiger Beispiele auf, aber man sollte sie besser nicht in ein Buch wie dieses aufnehmen.

Obwohl bisher erst drei lebende Individuen ihrer Art aufgezeichnet worden sind — sie stellen Mosaikbildungen aus normalen und abnormen Stammlinien dar — soll hier kurz auch auf die „Triploiden" eingegangen werden. Bei dieser auf falscher Verteilung der Chromosomen beruhenden Anomalie besitzt die Zygote drei Elemente eines jeden Chromosoms, jeweils also ein Paar plus ein Überzähliges, insgesamt demnach 69 Chromosomen, d. h. sie ist trisom für alle Chromosomen. Zygoten dieser Art sind gar nicht einmal so selten. Unter den von CARR analysierten 200 spontan abortierten Feten bildeten sie tatsächlich die am zweithäufigsten gefundene Anomalie, denn es traten 9 solcher Fälle auf. Wie man sich ohne weiteres vorstellen kann, zieht eine derartige chromosomale Anomalie verheerende Folgen nach sich und führt generell zum Verlust dieser Feten. Von keinem einzigen Individuum mit triploider Stammlinie ist bekannt, daß es am Leben geblieben wäre. Sogar der Status der Tetraploiden wurde aufgefunden, bei welchem die Zellen vier eines jeden ihrer Chromosomenelemente, also vier haploide Chromosomensätze (oder zweimal den diploiden Satz) enthalten und entsprechend 92 Chromosomen zählen. CARR stellte bei seinem Material zwei Feten dieses Typus fest. Lebendgeborene dieser Art sind nicht bekannt.

Kapitel VII

Kleines Repititorium über die Geschlechtschromosomen

Da in unserer Darstellung der Anomalien von Geschlechtschromosomen die Bezeichnungen „männlich" und „weiblich" verwendet werden, müssen wir klarstellen, was mit diesen Termini ausgesagt werden soll. Das ist gar nicht so einfach, wie es vielleicht den Anschein hat.

Wenn wir uns dieser Bezeichnungen bedienen, so meinen wir damit zunächst das „phänotypische Geschlecht" und dieses wieder hängt ungeachtet seiner Keimzellen oder des vorhandenen Chromosomensatzes davon ab, wie ein Individuum aussieht. Als männlich bezeichnen wir jemand, der seinem Körperbau nach dem Beobachter wie ein

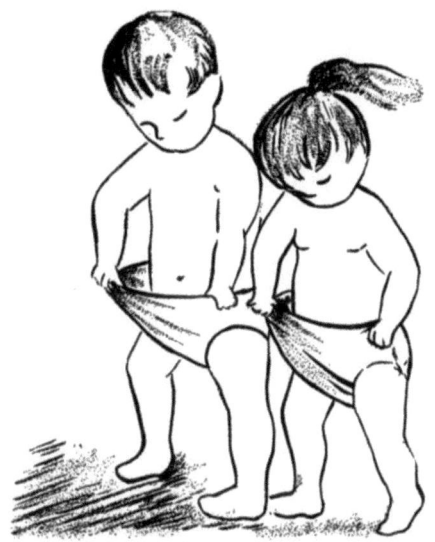

Abb. 56. Das Geschlecht nach den Genitalien. (Von einem Bierfilz. Zeichner unbekannt. Freundlicherweise von Prof. M. L. Barr zur Verfügung gestellt)

Knabe, wie ein Mann erscheint: er besitzt einen Penis und ein Scrotum. Weiblich ist unserer Bezeichnung nach ein Individuum mit einer Urogenitalspalte (Abb. 56). Die Fähigkeit Spermien oder Eier auszubilden, zu menstruieren oder fertil zu sein, spielt bei dieser Kennzeichnung keine Rolle.

Wegen der eigentümlich sparsamen Art der Natur, welche sich der gleichen Einrichtung bei der Reproduktion wie bei der Harnentleerung bedient, lassen sich in diesem Sinn das Geschlecht, beziehungsweise dessen Ausgestaltung und die vom betreffenden Träger zu benutzende Toilette einander zuordnen. Eigentlich könnten wir sagen: weiblich ist, was sich bei „Damen" niedersetzt und männlich, was bei „Herren" steht. Feststellungen wie diese sind nicht einfach als frivol abzutun, denn es gehört durchaus hierher, einmal danach zu fragen, was die Gesellschaft, welcher der Anblick der äußeren Genitalien ja vorenthalten bleibt, wohl unter den Kriterien „männlich" und „weiblich" versteht. Frauen können sich auf männliche Art kleiden, Männer gelegentlich Kosmetika verwenden oder sich körperlich zu anderen männlichen

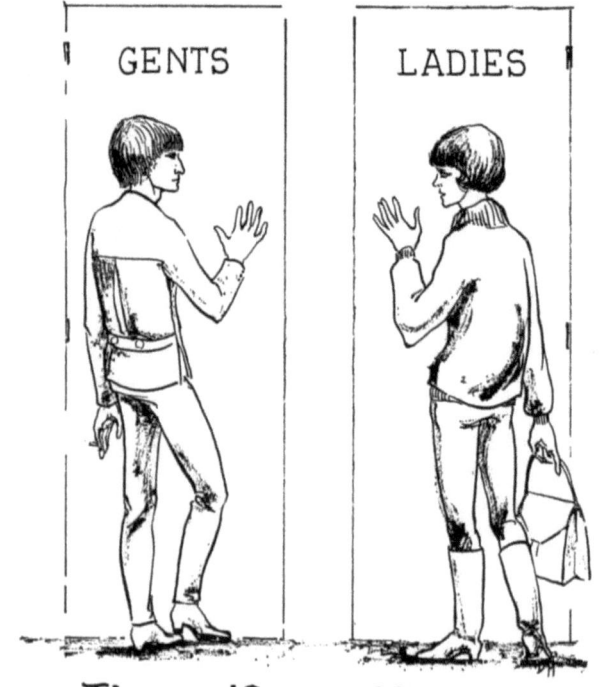

Abb. 57. Das Geschlecht, gesellschaftlich gesehen

Individuen hingezogen fühlen. Letztlich wird sich die Gesellschaft bei der Beurteilung des Geschlechts danach richten, ob ein Individuum die „Örtlichkeit für Damen" oder die „Örtlichkeit für Herren" aufsucht (Abb. 57). Das Vermögen, sich der einen oder anderen Einrichtung in der rechten Weise zu bedienen, bestimmt dann das anerzogene Geschlechtsbewußtsein eines Kindes. Hierin läßt sich die Natur nicht täuschen.

Geschlechtsbestimmung

Obwohl diejenigen Faktoren, welche das Geschlecht eines Individuums determinieren, bereits im ersten Kapitel behandelt worden sind, mag eine kurze Wiederholung der Fakten hier von Nutzen sein.

Das Geschlecht beruht auf der Wirksamkeit von induzierenden Substanzen in der Zygote oder im Embryo, und die Art der induzierenden Substanz hängt jeweils von den vorhandenen Geschlechtschromosomen ab. Kommt die Zygote durch Befruchtung mit einem väterlichen Y-Spermium zustande, so entwickelt sich, von speziellen Umständen einmal abgesehen, ein männlicher Fetus, ungeachtet der Zahl der anwesenden X-Chromosomen. Das Y-Chromosom ist nicht „leer", nicht inert, wie man es sich einmal vorstellte. Es entscheidet über „sein" Geschlecht und wiegt dabei eine beträchtliche chromosomale „Opposition" auf. Auch dann wenn durch zufälliges zweifaches Non-disjunction einmal vier X-Chromosomen vorhanden sind und das Ei vier X-Chromosomen aufweist (Abb. 14), entscheidet ein mit dem Spermium hinzutretendes Y-Chromosom zugunsten der Entstehung eines männlichen Individuums, wenn auch eines besonderer Art.

Bei Vorhandensein eines Y-Chromosoms in den Zellen des frühen Embryos (und gleichzeitig mit ihm müssen stets ein oder mehrere X-Chromosomen anwesend sein, da ein Y-Chromosom allein, also der YO-Typ, letal ist) beginnt das undifferenzierte Gonadengewebe etwa während der siebenten fetalen Lebenswoche, einen Hoden zu entwickeln. Dieser Hoden seinerseits produziert vermännlichende Substanzen, die bei den bipotentiellen Primordien des Genitaltraktes eine Entwicklung in männliche Richtung auslösen. Die Gonaden setzen ihre Entwicklung zu Hoden weiter fort, die Wolffschen Gänge werden zu Nebenhoden, Vasa deferens und Samenblase, und der Genitalhügel wird zum Penis. Fehlt nun das Y-Chromosom, so differenzieren sich die embryonalen Hoden nicht, ebenso unterbleibt die Bildung der induzierenden Substanzen, und der Embryo entwickelt sich in weiblicher Richtung weiter. Dabei werden die Gänge des Paramesonephros zu Tuben, Uterus und Vagina, und die äußeren Genitalien bilden die Urogenitalspalte.

Vom X- wie vom Y-Chromosom wird angenommen, daß sie sowohl Faktoren zur Feminisierung als auch zur Maskulinisierung enthalten, so daß die Entstehung eines männlichen oder eines weiblichen Organismus durch Überwiegen eines der beiden Einflüsse zustandekommt. Man stellt sich im X-Chromosom Faktoren vor, welche die Entwicklung fetaler Hoden auslösen, deren Wirksamkeit normalerweise jedoch unterschwellig bleibt, so daß der erforderliche Einfluß nicht zur Geltung kommt. Vielleicht wäre im Fall eines echten Hermaphroditen, bei dem Ovarial- wie auch Testikelgewebe angelegt ist, das Kräfteverhältnis zwischen beiden so genau ausgeglichen, daß sich beide Gonaden entwickeln können. Derartige Gedanken sind jedoch recht spekulativ. Praktisch dürfte feststehen, daß Y- und X-Chromosom homologe Segmente besitzen. Das Y besteht vermutlich zum großen Teil aus genetischem Material der gleichen Wirksamkeit wie der kurze Arm des X-Chromosoms.

Ob sich undifferenzierte Gonaden in einem phänotypisch weiblichen Individuum zu funktionsfähigen Ovarien entwickeln, hängt nicht einfach vom Nicht-Vorhandensein des Y-Chromosoms ab. Es wird vielmehr durch die Zahl vollständig vorhandener X-Chromosomen bestimmt. Sind — wie im normalen weiblichen Organismus — zwei X-Chromosomen anwesend, so bilden sich die Ovarien normal aus, und es kommt zu gegebener Zeit zu Pubertät, Menarche und Ovulation. Wenn durch einen während der Gametogenese unterlaufenen Fehler in Zygote und Embryo mehr als zwei X-Chromosomen vorliegen, vermag sich das Ovar immer noch normal zu differenzieren, und das betreffende Individuum, sei es trisom oder tetrasom in bezug auf seine X-Chromosomen, kann auch noch fertil sein, obwohl sich hier allerdings andere Probleme ergeben. Wenn andererseits, wieder durch eine fehlerhafte Gametogenese, der Embryo im Hinblick auf das X monosom wird, also einen XO-Typ darstellt, so entstehen keine Gonaden. Es kommt vielmehr zu Fehlentwicklungen des Keimgewebes, zu Amenorrhoe, Sterilität und anderen Erscheinungen, aber der Organismus, der dabei entsteht, ist zweifellos weiblich.

Ein Y-Chromosom entscheidet über die Anlage der fetalen Hoden, die ihrerseits wieder die Vermännlichung bedingen. Bei Fehlen eines Y-Chromosoms differenzieren sich die fetalen Hoden nicht, und die Entwicklung läuft in weiblicher Richtung weiter. Für die Fertilität sind zwei oder mehr X-Chromosomen erforderlich. Da ein Y-Chromosom entweder vorhanden ist oder gänzlich fehlen kann (abgesehen von sehr seltenen Fällen, von denen noch die Rede sein wird) und da es über die Anlage eines Geschlechts entscheidet, ergibt sich nunmehr, daß bei zahlenmäßiger Anomalie der Geschlechtschromosomen, ungeachtet der Zahl vorhandener X- und Y-Chromosomen, sowohl männliche als auch weibliche Phänotypen möglich sind. Anomalien von Geschlechtschromosomen bewirken keine Intersexualität, wenn alle Körperzellen aus einer Stammlinie hervorgehen, wenn also der Chromosomensatz überall der gleiche ist. Kommt es jedoch zu mosaikartigen Bildungen, bei denen dann die eine Stammlinie ein Y-Chromosom aufweist, die andere dagegen nicht, so kann eine nicht eindeutige Genitalentwicklung die Folge sein, bei der möglicherweise sogar männliche und weibliche Gonaden in ein und demselben Individuum entstehen.

Das X-Chromosom

Wie zuvor ausgeführt, gehören die beiden X-Chromosomen zu den Submetazentrischen der C-Gruppe und lassen sich von den übrigen Paaren dieser Gruppe kaum unterscheiden. Wie kann man nun angeben, welche von ihnen die X-Chromosomen sind? Wodurch wissen wir, daß ein in der C-Gruppe auftretendes überzähliges Chromosom ein X und nicht etwa ein Autosom ist? Eine Unterscheidung ist auf verschiedene Weise möglich.

Ist mehr als ein X-Chromosom vorhanden, so werden die übrigen weitestgehend inaktiv und üben keinen oder nur einen geringen genetischen Einfluß aus. Sie verdichten sich, werden heteropyknotisch, ihre Leitersegmente bleiben dicht gestapelt. Man nimmt an, daß sie sich genetisch inaktiv verhalten, weil sie im heteropyknotischen Zustand nicht in der Lage sind, ihren genetischen Code auf die „Boten-RNS" (messenger-RNS) zu übertragen (vgl. Kap. I).

Wie im ersten Kapitel bereits gezeigt wurde (Abb. 3), lassen sich X-Chromosomen, die in mehr als einem Exemplar vorliegen, während der nicht in Teilung begriffenen „Interphase" einer Zelle entsprechend als ein oder mehrere Barr-Körper erkennen, die als winzige plankonvexe, etwa 1 μ große Gebilde der Kernmembran von innen anliegen. Enthält die Zelle nur ein X-Chromosom, so treten keine Barr-Körper auf. Bei Anwesenheit von zwei X-Chromosomen läßt sich ein Barr-Körper nachweisen (Abb. 58 A), im Fall von drei oder vier X-Chromosomen sind es zwei oder drei (Abb. 58 B, C). Die Anzahl der vorhandenen X-Chromosomen ist daher um eins größer als die Zahl der an-

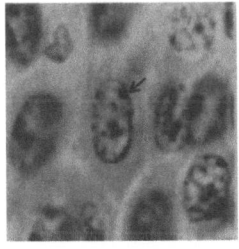 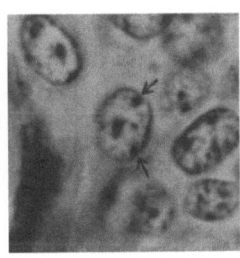 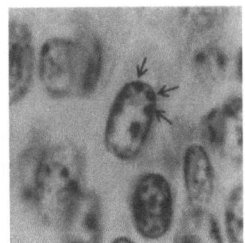

Abb. 58. Geschlechtschromatin (Barr-Körper). A: Ein Barr-Körper entspricht zwei X-Chromosomen. — B: Zwei Barr-Körper entsprechen drei X-Chromosomen. — C: Drei Barr-Körper entsprechen vier X-Chromosomen. (Freundlicherweise von Prof. M. L. BARR zur Verfügung gestellt)

getroffenen Barr-Körper (Abb. 59). Es sei bemerkt, daß sich — zum Teil vermutlich aus technischen Gründen — diese (n-minus-1)-Regel nicht an allen untersuchten Zellen demonstrieren läßt. In Zellausstri-

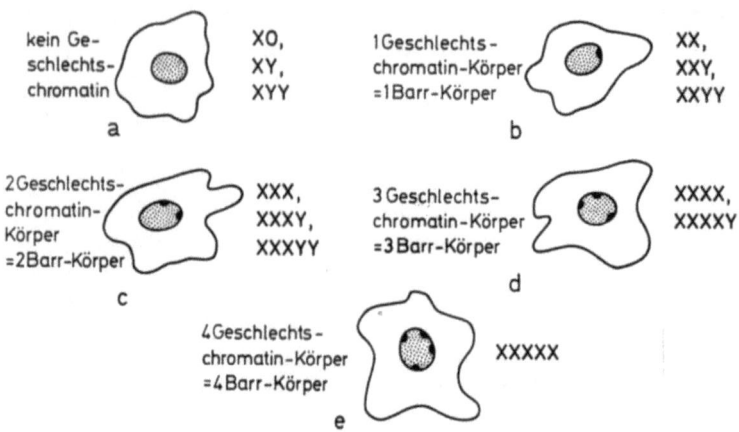

Abb. 59. Korrelation zwischen Geschlechtschromatin-Mustern und Geschlechtschromosomen-Komplexen. (Freundlicherweise von Prof. M. L. BARR zur Verfügung gestellt)

chen der Mundschleimhaut folgen ihr etwa 50%/o der Kerne. Bei Vaginalausstrichen oder Schnitten durch Nervengewebe ergibt sich eine bessere Korrelation, jedoch ist dieses Material schwieriger zu erhalten. Durch Auszählen der Barr-Körper in den Zellen ergibt sich in den meisten Fällen ein eindeutiger Hinweis auf möglicherweise vorhandene überzählige oder fehlende X-Chromosomen. Findet sich in Gewebekulturen eine gleichbleibende Diskrepanz zwischen der Zahl der X-Chromosomen im Karyotyp und in den Zellen der Mundschleimhaut, so besteht bei dem Individuum Verdacht auf Vorhandensein von zwei Stammlinien mit jeweils unterschiedlicher Anzahl von X-Chromosomen, also auf eine Mosaikbildung.

Die „drumsticks" der polymorphen Leukocyten (Abb. 4) bieten ebenso Anhaltspunkte für die Zahl vorhandener X-Chromosomen. Lassen sich in 500 einwandfreien Zellen keine solchen „Trommelschlegel" nachweisen, so kann man schließen, daß überhaupt keine vorhanden sind und daß die Zellen entweder nur ein einziges X-Chromosom oder gar keines enthalten. Treten vereinzelt — bei etwa 3%/o der Neutrophilen — drumsticks auf, so läßt sich folgern, daß Zellen mit zumindest zwei X-Chromosomen vorhanden sind. Bedauerlicherweise besteht hier in den Zellen bei Vorhandensein von mehr als zwei X-Chromosomen keine Korrelation zur Zahl der drumsticks in den Zellen. Sind Chromosomensätze mit XXX und XXXX vorhanden, so treten

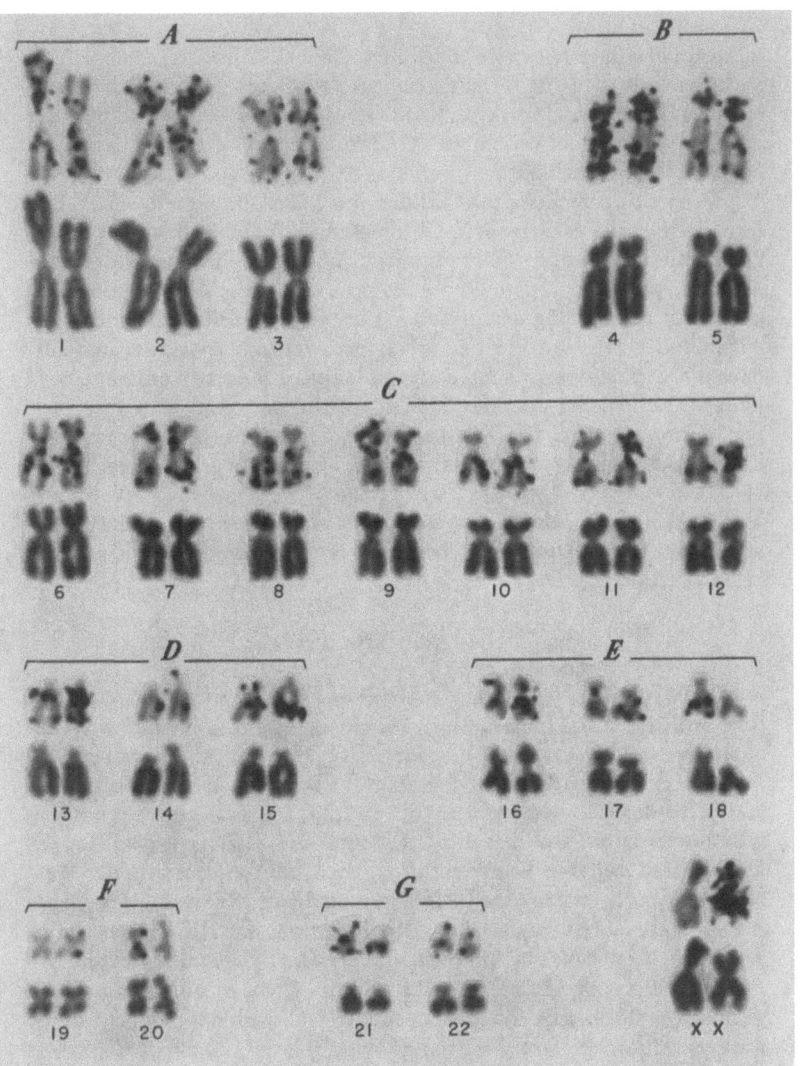

Abb. 60. Identifizierung eines potentiell inaktiven X-Chromosoms mittels tritiiertem Thymidin. Die in Gewebekultur wachsenden Zellen werden einer radioaktiven Vorstufe der DNS, (tritiiertem) Thymidin, ausgesetzt. In der unteren Reihe ist der unbehandelte Karyotyp der in der Metaphase arretierten Zellen wiedergegeben. Das Präparat wurde anschließend mit einer photographischen Schicht überzogen. Diejenigen Chromosomen, welche radioaktives Material aufgenommen haben, schwärzen die Emulsion in ihrer Nähe. Das X-Chromosom, welches später inaktiviert wird, nimmt mehr radioaktives Material auf als die übrigen Chromosomen der C-Gruppe. Man bezeichnet es gelegentlich auch als „heißes X". (Präparat von Dr. F. SERGOVICH)

nicht notwendigerweise zwei oder drei drumsticks in Erscheinung. Aber auch hier gilt, daß bei Verschiedenheiten zwischen der Zahl der Barr-Körper und der drumsticks oder zwischen der der drumsticks und der im Karyotyp nachweisbaren X-Chromosomen der Verdacht auf Mosaikbildungen besteht.

Wenn sich eine Zelle zur Teilung anschickt, so entsteht ein Abbild ihrer selbst. Die inaktiven X-Chromosomen replizieren nicht phasengleich mit den übrigen Chromosomen. Sie bauen ihr Ebenbild verzögert auf, sind also „späte Replikatoren", und diese Verzögerung läßt sich durch Behandlung der in Teilung begriffenen Zellen mit tritiiertem Thymidin, einer Vorstufe der DNS, nachweisen. Das sich später aufbauende Chromosom nimmt diese radioaktive Substanz auf und wird dadurch radioaktiv „markiert". Man spricht hier wohl auch von „heißen" Chromosomen. Die Radioaktivität des inaktiven X-Chromosoms kann durch Kontakt des Präparates mit einer photographischen Schicht auf dem Objektträger sichtbar gemacht werden. In der Teilung nachhinkende radioaktive Chromosomen sind durch die gehäufte Ansammlung von Silbergranula in ihrem unmittelbaren Bereich gekennzeichnet (Abb. 60).

Die Lyon-Hypothese

Die Hypothese besagt, wie bereits bemerkt, daß überall dort, wo ein oder mehrere X-Chromosomen vorhanden sind, alle bis auf eines inaktiviert werden und keinen genetischen Einfluß mehr ausüben. Sie besagt ferner, daß es allein dem Zufall überlassen bleibt, welches der X-Chromosomen zwischen dem 12. und 20. Tag nach der Befruchtung nicht kondensiert, welches also „gestreckt" und damit aktiv bleibt. Es kann ebenso das vom Vater ererbte „patrokline" wie das von der Mutter stammende „matrokline" X-Chromosom sein. Ein weiblicher Organismus stellt damit immer eine Mosaikbildung dar. In einigen Zellen wird das patrokline, in anderen mit annähernd gleicher Anzahl das matrokline X-Chromosom das aktive sein. Wenn es sich tatsächlich so verhält, müßten sich diese ungleichartigen Zellpopulationen durch unterschiedliche Zellaktivitäten nachweisen lassen. Das ist, abgesehen von einer bis zum gegenwärtigen Zeitpunkt bekannt gewordenen und recht bemerkenswerten Ausnahme auch tatsächlich möglich.

Enthält nur eines der X-Chromosomen das Gen für das Enzym Glucose-6-phosphatdehydrogenase, so lassen sich zwei Populationen roter Blutkörperchen feststellen, deren eine sich im Hinblick auf das Enzym aktiv und eine andere, in der sie sich passiv verhalten. Im Fall der im X-Chromosom lokalisierten Agammaglobulinämie finden sich im heterozygoten weiblichen Organismus zwei Arten von Lymphocyten: solche, die Gammaglobulin produzieren und solche, die keines bilden. Bei der im X-Chromosom lokalisierten Muskelatrophie vom

Duchenne-Typ zeigen sich im Muskelgewebe heterozygoter weiblicher Träger normale neben abnormen Muskelfasern. Einige Fasern gehen auf Zellen mit dem normalen als dem aktiven X-Chromosom zurück, andere bestehen aus Zellen, bei denen sich im aktiven Chromosom das abnorme Gen manifestieren konnte.

Der bemerkenswerte Vorbehalt gegenüber der Lyon-Hypothese besteht im Verhalten des im X-Chromosom lokalisierten X_g/X_g^a-Blutfaktors. Bisher haben sich bei heterozygoten weiblichen Individuen dieser genetischen Konstitution keine zwei unterschiedlichen Zellpopulationen auffinden lassen. Möglicherweise sind hier technische Schwierigkeiten die Ursache, die sich durch weitere Analysen beheben lassen.

Dem kritischen Leser ist vielleicht ein weiterer Widerspruch aufgefallen. Wir gingen davon aus, daß zur Ausdifferenzierung von Ovarien zwei X-Chromosomen erforderlich sind, wobei diese Differenzierung erst einige Wochen nach Inaktivierung eines der X-Chromosomen stattfindet. Wäre das X tatsächlich inaktiv, wie könnte es dann seinen Einfluß geltend machen? Die Erklärung hierfür ist nicht einfach. Man kann sich einerseits vorstellen, daß es doch nicht ganz ohne genetische Wirkung bleibt, daß es nicht gänzlich inaktiv ist und seine Leiterelemente nicht völlig aufeinandergestapelt liegen. Als andere Möglichkeit wäre denkbar, daß sich sein Effekt innerhalb der ersten Wochen nach der Befruchtung im sich differenzierenden Embryo auch dann noch bemerkbar macht, wenn es selbst bereits heteropyknotisch geworden ist.

Wie wir noch sehen werden, besteht guter Grund anzunehmen, daß die sogenannten inaktiven Chromosomen doch nicht gänzlich ohne Einfluß sind. In weiblichen Individuen der XXX- (und noch deutlicher bei der XXXX-) Konstitution manifestiert sich eine leichte geistige Retardierung häufiger als bei normalen XX-Individuen. Wie ließe sich dieser Befund erklären, wenn die überzähligen X-Chromosomen völlig passiv wären? Es hat den Anschein als müsse man die Lyon-Hypothese dahingehend ändern, daß auch dem heteropyknotischen X-Chromosom ein gewisser Grad von Aktivität zugestanden wird, da es möglicherweise nicht völlig kondensiert.

Das Y-Chromosom

Obwohl es nach Größe und Gestalt den akrozentrischen Chromosomen Nr. 21 und Nr. 22 sehr ähnlich ist, läßt sich das Y-Chromosom gewöhnlich doch identifizieren. Die langen Arme dieses Paares sind ein wenig länger und etwas dünner als die der Autosom und liegen häufig nahe beieinander. Das Y-Chromosom findet sich in den Zellpräparaten bevorzugt an der Peripherie der Metaphaseplatte.

Wie das inaktive X-Chromosom, so repliziert das Y ebenfalls verspätet und läßt sich auf diese Weise durch radioaktives Thymidin markieren. Im Y-Chromosom sind außer dem oder den die Geschlechtsbestimmung betreffenden Faktoren und der kürzlich von STERN beschriebenen Anlage von Haaren im Ohr männlicher Individuen keine weiteren Gene bekannt geworden. Es wäre seltsam, wenn hier — außer den geschlechts-determinierenden — ein einziges Gen, noch dazu eines mit derartig trivialem Effekt vorläge, und so dürften sicherlich noch weitere hinzukommen.

Das Y-Chromosom kann in normalen männlichen Individuen von beträchtlich unterschiedlicher Länge sein. Vielleicht liegt hierin eine erbliche Eigenschaft vor. Manche Individuen weisen tatsächlich viel längere Y-Chromosomen auf als normalerweise üblich. Andererseits scheint der Verlust eines größeren Abschnittes des Y-Chromosoms eine Genitalentwicklung nach sich zu ziehen, die nicht eindeutig in männlicher oder weiblicher Richtung verläuft. Es sind einige Fälle von Intersexualität mit winzigen Y-Chromosomen bekannt geworden. Möglicherweise besteht hier eine quantitative Beziehung zwischen der Länge des Y-Chromosoms und dem Grad der männlichen Entwicklung. Überzählige Y-Chromosomen dagegen — beispielsweise im Fall der XYY-Konstitution — scheinen sich nicht durch einheitliche Effekte zu manifestieren. Allerdings ließ sich bei einigen dieser männlichen Individuen geistige Retardierung und — völlig widersinnig — in anderen Fällen eine Unterentwicklung der Gonaden nachweisen. Diese Kombination könnte rein zufälliger Natur sein und zur Auswahl der untersuchten Fälle in Beziehung stehen. Sicher ist, daß männliche Individuen der XYY-Konstitution durchaus normal und fertil sein können. Wieviele derartige Typen unter uns leben, ist nicht bekannt.

Mosaikbildungen

Mosaikbildungen durch anomale Geschlechtschromosomen sind nicht selten anzutreffen. Auf jeden Fall treten sie häufiger auf als beispielsweise Mongolismus. Der Grund hierfür mag darin liegen, daß Anomalien der Geschlechtschromosomen — selbst die monosome XO-Konstitution — sich nicht in besonderem Maß letal bei den Stammlinien auswirkt, welche ein derartiges Mosaik zusammensetzen. Kommt es während der ersten mitotischen Teilung zu einem Non-disjunction von Chromosom 21, so entstehen zwei Zell-Linien: eine mit der Trisomie-21 und eine monosome. Da autosomale Monosomie stets letal ist, müßte man von dieser monosomen Stammlinie ebenfalls erwarten, daß ihre Zellen absterben. Dementsprechend würde sich der Embryo lediglich aus den Zellen der lebensfähigen trisomen Linie aufbauen. Es besteht durchaus die Möglichkeit, daß viele Mongoloide ohne diese Letalwirkung autosomal monosomer Stammlinien Mosaikbildungen geworden wären.

Falls es zur Bildung von Stammlinien mit anomalen Geschlechtschromosomen kommt, wäre zu erwarten, daß sie erhalten bleiben und sich fortpflanzen. Aus diesem Grund lassen sich auch viele Mosaikbildungen mit verschiedenartigen Kombinationen von Geschlechtschromosomen nachweisen, wie z. B. XO/XX/XXX; XY/XO/XX; XY/XXY; XO/XY/XXY; XO/XY; XXXY/XXXXY, um nur einige wenige aufzuführen, die tatsächlich gefunden worden sind.

Bei Verdacht auf Mosaikbildungen muß man sich aller nur möglichen Untersuchungsmethoden bedienen. Zellen verschiedener Gewebe müssen auf Barr-Körper und drumsticks untersucht werden. Dabei sind freilich der Ermittlung der Barr-Körper und der drumsticks Grenzen gesetzt, da XO-Zellen ebenso wie XY sich geschlechtschromatin-negativ verhalten. Mehr als nur ein Gewebe, wie Haut-Fibroblasten, Knochenmark und Leukocyten des peripheren Blutes, müßte in Kultur genommen werden. Auch autoradiographische Analysen mit tritiiertem Thymidin könnten erforderlich sein, ehe auch nur einigermaßen verläßliche Angaben über die Art der vorhandenen Stammlinien möglich wären.

Kapitel VIII

Anomalien von Geschlechtschromosomen

Häufigkeit

Abweichungen von der normalen Zahl der Geschlechtschromosomen sind nicht selten. An Anbetracht der Zahl von Zygoten mit derartigen Aberrationen sind sie sogar als relativ häufig zu bezeichnen. In einer Reihe von 200 spontanen Aborten (Befunde hierüber wurden noch nicht veröffentlicht) stellte CARR allein 11 Fälle von XO-Konstitution fest. Neben diesen Feten mit XO traten 9 Triploide auf, die entsprechend jedes Chromosom in dreifacher Zahl, insgesamt also 69 Chromosomen, besaßen. E-Trisomie fand sich in 7, D-Trisomie in 6, G-Trisomie in 5 Fällen. Tetraploide (mit 92 Chromosomen) ließen sich in 2 und A- ebenso wie B-Trisomie in je einem der Fälle nachweisen. Kurz nach Abschluß dieser Serie fand CARR bei einem weiteren Fetus noch Trisomie innerhalb der F-Gruppe. Damit war unter wenig mehr als 200 abortierten Feten in jeder der Chromosomengruppen eine Anomalie festgestellt worden. Unter den Aborten trat die Geschlechtschromosomen-Anomalie vom XO-Typ am häufigsten auf.

MACLEAN und seine Mitarbeiter veröffentlichten 1964 einen umfangreichen und sehr groß angelegten Bericht über die Häufigkeit von Anomalien der Geschlechtschromosomen bei Neugeborenen in Schottland. Von 10 000 neugeborenen Mädchen und 10 725 Knaben wurden Ausstriche der Mundschleimhaut untersucht, wobei jeder Angabe jeweils 100 einwandfreie Zellen zugrunde lagen. Wo immer sich Abweichungen von der erwarteten Zahl der Barr-Körper zeigten, gaben Kulturen von Hautfibroblasten und Blutleukocyten Auskunft über fehlende oder überzählige Chromosomen. Auf diese Weise ließen sich 37 Anomalien registrieren.

Unter den 10 000 phänotypisch weiblichen Neugeborenen befanden sich drei XO-Fälle in Verbindung mit körperlichen Aberrationen: mit Flügelfell-Bildung der Nackenhaut (Abb. 61) und mit peripherem Lymphödem. Eines der Mädchen gab sich bei teilweisem Ausfall eines seiner X-Chromosomen als XO/X^x-Mosaikbildung zu erkennen. Es wies einen geringen Grad von Flügelfellbildung und pheripherem Lymphödem auf. Nicht weniger als zwölfmal fanden sich Trisome für das X-Chromosom, „triple-X" (XXX), und stellten damit unter den

Lebendgeborenen die bei weiblichen Individuen bei weitem am häufigsten angetroffene Anomalie der Geschlechtschromosomen dar. Das Fehlen von XXX-Karyotypen unter den von CARR untersuchten Aborten weist einerseits auf die Lebensfähigkeit dieser triploiden Konstitution, andererseits auf die Letalität der XO-Kombination — wenigstens bei Feten — hin. Die Erhebungen von MACLEAN und seinen Mitarbeitern ergeben zumindest für das in Schottland analysierte Material eine Häufigkeit der XO-Typen von 0,4 und der XXX-Konstitution von 1,2 je 1000 Geburten.

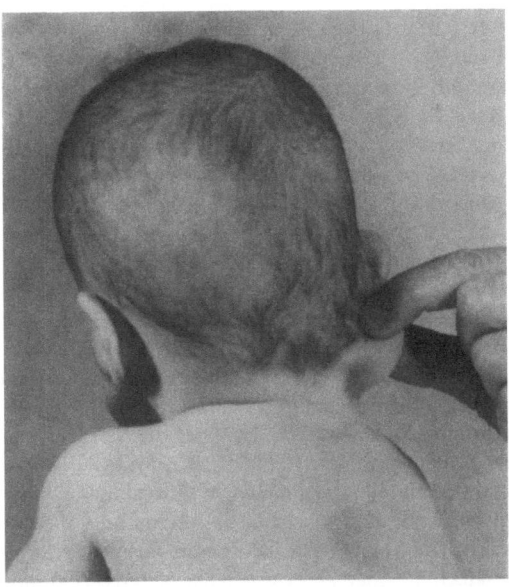

Abb. 61. Turner-Syndrom bei dem Kleinkind Laura B. Obwohl hier kein echtes „Flügelfell" angelegt ist, erweist sich die Nackenhaut doch als locker und im Überschuß vorhanden

Von den 10 725 Knaben erwiesen sich 21 als geschlechtschromatinpositiv, sie besaßen also zwei X-Chromosomen. Weitere Untersuchungen ihrer Karyotypen ergaben für zwölf unter ihnen XXY, für einen XXYY, dazu traten mit Sicherheit drei und vermutlich zwei weitere XY/XXY-Mosaikbildungen auf. In drei Fällen wurde der Karyotyp nicht weiter geprüft, da man auf XXY-Konstitution schließen konnte. Von diesen Kleinkindern besaß keines klinisch nachweisbare Anomalien. Unter den 21 anomalen Karyotypen der 10 725 männlichen Neugeborenen wurden 15 als XXY, 5 als XY/XXY Mosaikbildungen und 1 als XXYY diagnostiziert.

Diese umfangreichen Ermittlungen führten zu keinen männlichen Individuen mit XXXY-, XXXYY- oder XXXXY-Konstitution, noch traten unter den weiblichen Neugeborenen XXXX- oder XXXXX-Typen auf. Diese Anomalien finden sich tatsächlich nur sehr selten.

In ähnlicher Weise wurden von MOORE in Winnipeg und von BERGEMANN in Bern Untersuchungen an allerdings weniger umfangreichem Material angestellt. Kombiniert man die Angaben aus Schottland mit denen aus Kanada und der Schweiz, so erweisen sich etwa 2 unter 1000 neugeborenen Knaben als geschlechtschromatin-positiv, während etwa 0,37 je 1000 weibliche Geburten geschlechtschromatin-negativ, d. h. XO sind. Merkwürdig ist, daß bei den von NAIK und SHAH in Indien angestellten Erhebungen an 2058 männlichen wie bei 1832 weiblichen Individuen keine Anomalien der Geschlechtschromosomen festgestellt werden konnten. Hier scheinen weitere Erhebungen nötig.

Welches sind die Aussichten solcher Kleinkinder, über die neonatale Zeit hinaus am Leben zu bleiben? Das ist insofern wichtig zu wissen, als in allgemeinen Populationen hierüber noch keine Erhebungen angestellt worden sind. Wir kennen den Prozentsatz der unter uns lebenden und in ihren Geschlechtschromosomen gestörten Individuen nicht. Aus der von MACLEAN untersuchten Serie starben 5 der 21 Knaben und 1 Mädchen mit chromosomalen Störungen frühzeitig. Von den 37 Individuen mit gestörten Chromosomensätzen, die unter 20 725 Neugeborenen aufgetreten waren, überlebten 31. Vermutlich sind diese, nachdem die Gefährdungen der neonatalen Phase überstanden waren, auch weiterhin am Leben geblieben und haben sich weiter entwickelt. Falls das umfangreiche schottische Material als repräsentativ für weiße Populationen gelten kann, dürfte je einer unter 700 Erwachsenen eine Anomalie der Geschlechtschromosomen aufweisen. Diese Individuen laufen jedoch nicht alle frei unter uns herum, da im Fall einer Anomalie der Geschlechtschromosomen die Wahrscheinlichkeit einer verzögerten geistigen Entwicklung oder eines gestörten Sozialverhaltens höher liegt als in der allgemeinen Population.

Wenn man die männlichen Insassen von Anstalten für geistig Retardierte untersucht, so ergibt sich bei ihnen eine Häufigkeit anomaler Geschlechtschromosomen von 8 unter 1000, also viermal soviel wie bei den Neugeborenen festzustellen waren. In den meisten Fällen weist sich die erhöhte Anzahl chromosomaler Anomalien bei diesen retardierten Männern als XXY-Konstitution aus. Die Retardierung ist jedoch nicht besonders stark ausgeprägt, und die Anomalie wird tatsächlich dort am häufigsten angetroffen, wo die verzögerte geistige Entwicklung nicht als besonders schwerwiegend auffällt. In Verbindung mit einem Intelligenz-Quotienten von über 50 betrug die Häufigkeit der chromosomalen Anomalie mehr als 1%, bei einem I.Q. zwischen 50 und 20 lag die Häufigkeit der angetroffenen Chromosomenstörungen wesentlich niedriger. Unter den Individuen mit den schwersten geistigen Defekten befanden sich nur wenige mit chromosomalen Anomalien.

Untersucht man dagegen die Insassen von Anstalten für Männer mit gestörtem Sozialverhalten, so ergibt sich hier ein höherer Anteil an Anomalien der Geschlechtschromosomen. In einer Erhebung, die Krankenhäuser für kriminelle und sozial gestörte Männer umfaßte, ließ sich eine Häufigkeit von 20 Anomalen je 1000 Insassen feststellen (FORSMAN und HAMBERT). Das ist wirklich ein beachtlicher Anteil!

In den Anstalten für retardierte Frauen fand sich die XO-Konstitution kaum häufiger als in der Zusammenstellung für neugeborene Mädchen. Daraus wäre zu schließen, daß mit dieser Konstitution keine signifikante Erhöhung des Risikos einer verzögerten geistigen Entwicklung verbunden zu sein braucht. Hier ergibt sich allerdings ein Widerspruch zu klinischen Beobachtungen, denen zufolge etwa 10% der XO-Frauen geistig zurückgeblieben sind.

Wie immer sich die XO-Konstitution auswirkt, so ist auf jeden Fall mit dem XXX- (und in noch stärkerem Maß mit dem XXXX-) Status eine erhöhte Wahrscheinlichkeit für verzögerte geistige Entwicklung verbunden. Während einerseits XXX-Frauen ohne Zweifel geistig völlig normal erscheinen können, findet sich diese Konstitution dreimal häufiger in den Anstalten für retardierte Frauen als in der von MACLEAN analysierten Serie von Neugeborenen.

In welcher Häufigkeit treten Individuen mit gestörten Sexualfunktionen auf? Wie in Kapitel VII eingangs angegeben, zeigen weibliche Individuen mit primär vorhandener Amenorrhoe und Unfruchtbarkeit in 40% der Fälle Anomalien der Geschlechtschromosomen. Das ist ein hoher Anteil. Bei nicht fertilen Männern besitzen etwa 3% mehr als ein X-Chromosom. In Fällen mit nur geringer oder fehlender Spermienproduktion lassen nicht weniger als 20% eine abnorme Zahl von X-Chromosomen erkennen. Wer vermag jetzt noch zu behaupten, daß Störungen der Geschlechtschromosomen unwichtig und nur von wissenschaftlichem Interesse seien?

Kapitel IX

Chromosomenanomalien im weiblichen Geschlecht

Gonadendysgenesie

Unsere Kenntnisse von Störungen dieser Art reichen bis in das Jahr 1761 zurück, als MORGAGNI erstmalig über einen Fall von angeborenem Fehlen der Ovarien berichtete. Aber erst in jüngster Zeit ließen sich größere Fortschritte hinsichtlich des Verständnisses der Gonadendysgenesie erzielen. Allerdings leidet noch heute die Nomenklatur der Störungen im Rahmen ovarialer Fehlleistungen unter einer gewissen Konfusion, was hier einmal ausgesprochen werden soll. Scheint doch jeder Autor seine eigene Klassifikation und Terminologie einem gemeinsamen Konzept vorzuziehen.

Wir bedienen uns in unserem Fall des Terminus Gonadendysgenesie anstatt von Gonaden-Aplasie zu sprechen, da das Ovarialgewebe ja nicht völlig fehlt. Der vom Mesonephros abgeleitete medullare Teil ist nämlich vorhanden, und ebenso läßt sich Netzgewebe nachweisen. Ovarialfollikel sind nicht angelegt, und so ist es die Keimzelle, welche fehlt. Auch die Bezeichnung „Keimzellen-Aplasie" trifft die Verhältnisse recht gut.

Die am besten bekannte Form der Gonadendysgenesie ist wohl die allgemein als Turner-Syndrom bezeichnete Anomalie, bei der eine fehlende Keimzellenentwicklung mit kleinem Körperwuchs und der XO-Konstitution verbunden ist. In manchen Fällen wird hier noch ein besonderer Unterschied gemacht, indem man von Bonnevie-Turner-Ullrich-Syndrom spricht, wenn sich neben dem Ausfall funktionsfähiger Ovarien, kleinem Wuchs und XO-Karyotyp noch weitere Mißbildungen zeigen. Das Auftreten von Hautfalten am Hals, das sogenannte Flügelfell (Abb. 61). kardiovasculäre Anomalien, Telangiektasie, Cubitus valgus und weitere Defekte werden manchmal zum Anlaß genommen, diese Patienten einer eigenen Kategorie zuzuordnen. Wir betrachten dagegen im folgenden das Turner-Syndrom ebenso wie das Bonnevie-Ullrich-Syndrom als eine einzige Störung, die wir Turner-Syndrom nennen.

Turner-Syndrom, XO-Karyotyp

Während das Turner-Syndrom nicht eigentlich als familiär gehäuftes Leiden auftritt, sind doch in mehr als einer Familie zwei Geschwister mit den betreffenden Merkmalen bekannt geworden. Ob sich hierin eine gewisse Veranlagung der Eltern zu abnormer Wanderung der Chromosomen in sich teilenden Zellen widerspiegelt oder ob es sich um reine Zufälle handelt, ist nicht bekannt. Aus den kürzlich von CARR zusammengestellten Erhebungen wissen wir, daß es sich bei den am Leben bleibenden Fällen mit dem Turner-Syndrom nur um einen geringen Rest der mit der betreffenden Chromosomen-Konstitution angelegten Zygoten handelt. Etwa 98% der XO-Zygoten führen zu Fehlgeburten, und nur 2% entwickeln sich weiter und werden lebend geboren. In Anbetracht dessen, daß sich unter den 200 Aborten, die CARR untersuchte, 5% der Feten mit XO befanden, beträgt die Häufigkeit des Syndroms nicht mehr als etwa einen Fall unter 2500 Geburten.

Im frühesten Kindesalter läßt sich das Leiden nur schwer nachweisen. Zwar stimmt es, daß MACLEAN die 3 Fälle in seiner Zusammenstellung von Anomalien bei Neugeborenen als solche erkannte, aber es besteht doch ein gewisser Verdacht, daß die Defekte erst bemerkt wurden als die anomale Chromosomen-Konstitution feststand. Jedoch gibt es auch Merkmale, die einem versierten Kliniker nicht entgehen.

Meist sind die mit dem Turner-Syndrom geborenen Kinder sehr klein. Ein Drittel davon liegt mit dem Geburtsgewicht unter 2500 g. Während der ersten Wochen und Monate weisen Hände und Füße ein weiches bei Druck spürbares Lymphödem auf. Der Haaransatz reicht bis tief in das Genick, und selbst wenn kein echtes Flügelfell vorliegt, so ist die Haut dort lose und üppig entwickelt. Man könnte das Neugeborene aufheben wie die Katze ihr Junges (Abb. 61). Bereits im frühen Kindesalter fallen die weit auseinander liegenden Brustwarzen und der breite „schildartige" Thorax auf.

Zu diesem Syndrom gehören ebenso angeborene kardiovasculäre Anomalien wie Isthmusstenose der Aorta, die sich im weiblichen Geschlecht, außer beim Turner-Syndrom, nur außerordentlich selten, hier jedoch in etwa einem Viertel der Fälle vorfindet. Ist eine Diagnose zweifelhaft, so sollte man die Femoralpulse testen. Es kann sein, daß diese oder eine mehr ins Auge fallende Herzmißbildung wie Pulmonarstenose, ein Defekt des Ventrikelseptums oder ein offener Ductus Botalli zunächst die Aufmerksamkeit auf das Kleinkind lenken und der Arzt erst daraufhin nach eingehender Untersuchung das Turner-Syndrom erkennt.

Im Alter von sieben Tagen wurden bei Laura B. Atembeschwerden festgestellt, die ihre Ursache in einer Herz-Dekompensation hatten. Die Femoralpulse waren nicht nachweisbar. Der Blutdruck in den Armen betrug 160 mm/Hg systolisch, in den Beinen dagegen 60. Herzgeräusche waren zu dieser Zeit nicht vernehmbar, jedoch schien eine Diagnose von Isthmusstenose der Aorta gegeben. Wegen der Seltenheit einer solchen Stenose im weiblichen Geschlecht untersuchte man das Kind näher. Dabei fand man die auf Abb. 61 dargestellte lockere und weit angelegte Nackenhaut. Ausstriche der Mundschleimhaut ergaben in keiner der Zellen Barr-Körper. Damit war das Kind eindeutig geschlechtschromatin-negativ, also XO. Nach ein paar Wochen stellten sich dann auch Herzgeräusche ein.

Man muß zugeben, daß ohne die Störung der Herztätigkeit auf Grund der Isthmusstenose der Aorta dieses Kind nicht weiter aufgefallen und, wie hier beabsichtigt, als für die Adoption geeignet, durchgegangen wäre. Die Diagnose bei Kleinkindern mit dem Turner-Syndrom ist, wie gesagt, nicht einfach (Abb. 62), und viele solcher

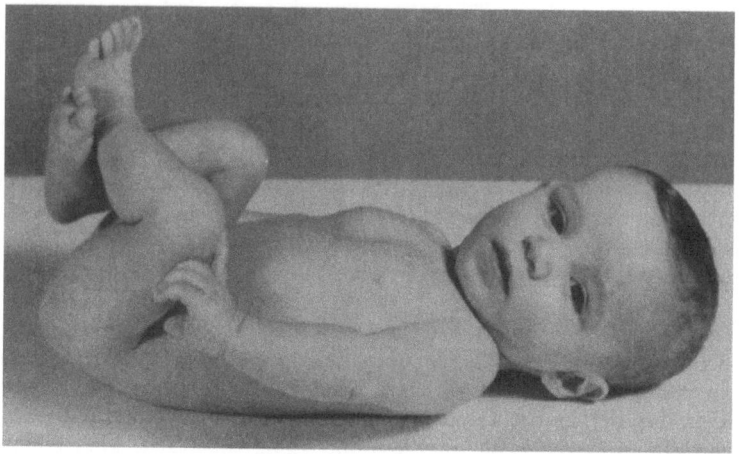

Abb. 62. Laura B. mit dem Turner-Syndrom. Während der Kindheit kann eine Diagnose sehr schwierig sein. Dieses Kind sieht normal aus, und das Syndrom wäre nicht festgestellt worden, wenn keine Isthmusstenose vorgelegen hätte

Fälle entgehen während der ersten Lebensjahre der Feststellung.

Selbst im späteren Kindesalter liegt die Diagnose nicht ohne weiteres auf der Hand. Das Lymphödem verschwindet, der breite und schildartige Thorax kann durchaus unauffällig bleiben, und der breite Hals oder die losen Hautfalten finden keine Beachtung, es sei denn, es handle sich um ein echtes Flügelfell. Kleinwüchsigkeit liegt jedoch überall vor und sollte Anlaß zu besonders kritischer Aufmerksamkeit sein. Für jedes weibliche Individuum, das nicht mit Sicherheit auf Grund eines organischen Leidens oder wegen Unterernährung um mehr als 3% (das sind zwei Einheiten der Standardabweichung) unterhalb der altersmäßig zu erwartenden Körperlänge bleibt, besteht die Möglichkeit, Trägerin des Turner-Syndroms zu sein, und es müßte, auch mit Hilfe von Ausstrichen der Mundschleimhaut, nach weiteren Anzeichen hierfür gesucht werden.

Neben der weiten lockeren Nackenhaut, möglicherweise einem echten Flügelfell, gilt es nicht nur die Abflachung der Nackenlinie mit dem tiefen Haaransatz, den sogenannten Breithals (Abb. 63), son-

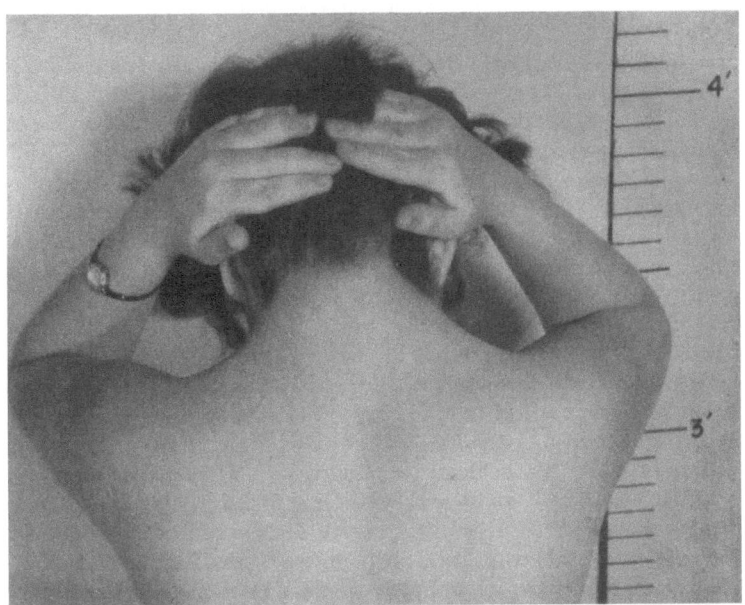

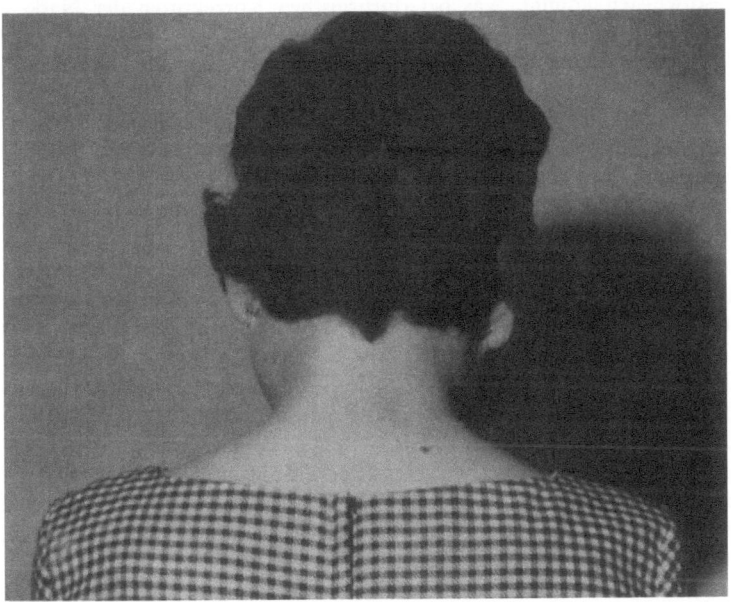

Abb. 63. Turner-Syndrom. A: Rückansicht des auf Abb. 64 links gezeigten Mädchens mit „Flügelfell" (Breithals). B: Die Anomalie mag kaum ins Auge fallen, jedoch ist eine breitgezogene flache Nackenlinie die Regel. (Die Bilder wurden freundlicherweise von Dr. EARL PLUNKETT zur Verfügung gestellt)

dern auch den schildartig flachen Thorax festzustellen. Ferner ist auf Cubitus valgus, einen übergroßen Tragwinkel des Ellbogens, zu achten, obwohl dieser keinen besonders entscheidenden Hinweis bietet. Das Herz muß sorgfältig auf Vorhandensein von angeborenen Mißbildungen, sowie Arme und Beine auf den Blutdruck geprüft werden. Oft treten in Verbindung mit dem Syndrom auch noch andere Eigenschaften wie hoher Gaumen, fliehendes Kinn und schlechter Zahnschluß auf. Ebenso können sich noch Defekte im Knochenbau ergeben, unter denen Mißbildung der Metacarpalia am häufigsten vorkommt. Röntgenaufnahmen gestatten oftmals, eine allgemeine Osteoporose zu erkennen. Ein Pyelogramm ergibt in vielen Fällen Anomalien des Harntraktes, und Hufeisennieren sind nicht selten. Teleangiektasie der Haut findet sich manchmal ebenfalls. Liegt Teleangiektasie des Darmes vor, so gilt dies als ein zwar seltener aber gewichtiger Hinweis. Teerstühle und nicht näher zu definierende innere Blutungen bei einem kleinwüchsigen Mädchen könnten ebenfalls zugunsten des Syndroms sprechen, insbesondere weil sich als weitere diagnostische Möglichkeit bei Teerstühlen, Meckelscher Divertikel im weiblichen Geschlecht nur selten findet. Schließlich sei nicht vergessen, daß es im Fall dieses Syndroms bei Wundheilungen gewöhnlich zur Bildung von Narbengeschwulsten kommt, was bei chirurgischen Korrekturen der Nackenhaut zu bedenken ist.

Die Hautleistenmuster weisen Anomalien auf. An den Daumen beider Hände sind ulnare Schleifen gehäuft zu beobachten. Wirbel entwickeln sich im Fall eines Turner-Syndroms nur äußerst selten. Am zweiten Finger nehmen in der Hälfte der Fälle ulnare Schleifen die Stelle der Radialschleifen ein. Außerdem lassen sich weitere Abweichungen in der Musterverteilung nachweisen. Ungewöhnlich hoch liegt der Anteil an distalen Triradii: In Verbindung mit dem Turner-Syndrom finden sich 50% distaler Triradii gegenüber 10% bei Normalen. Infolgedessen öffnet sich der a-t-d-Winkel (vgl. Abb. 26) häufig weiter als 57°, der als normal angenommenen Weite. Auf dem Hypothenar sind echte Musterbildungen häufiger als bei Normalen, und auch die Querfurche erscheint häufiger als in Kontrollgruppen. Außerdem kommt in manchen Fällen am fünften Finger eine bei Normalen niemals anzutreffende einzige Knickfurche vor.

Man darf nicht erwarten, sämtliche Kennzeichen in jedem Fall bei einem Individuum anzutreffen. Nach wie vor ist bei einem aus nicht ersichtlichen Gründen zwergwüchsigen Mädchen eine Analyse der Mundschleimhaut angebracht.

Oftmals erregt erst das Ausbleiben der zu erwartenden Pubertät den Verdacht, es sei tatsächlich etwas nicht in Ordnung. Die Brüste entwickeln sich nicht weiter, Scham- und Achselhaar fehlen oder sind doch nur spärlich angelegt; die Menstruation bleibt aus (Abb. 64). Die äußeren Genitalien wirken infantil, der Vaginalrand bleibt schmal.

Ausstriche lassen keine Anzeichen oestrogener Aktivität erkennen. Der Uterus ist im ganzen klein, jedoch kann die Cervix oft recht gut entwickelt sein. Die Tuben bleiben englumig und die Schleimhautfalten wirken dystrophisch. Statt der Ovarien finden sich meist bindegewebige Streifen oder Wülste, in denen sich noch Spuren von Netzgewebe und Mesonephros nachweisen lassen. Die Sterilität steht außer Zweifel.

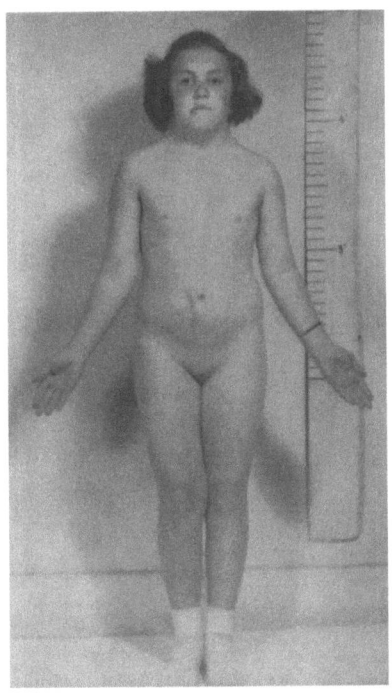
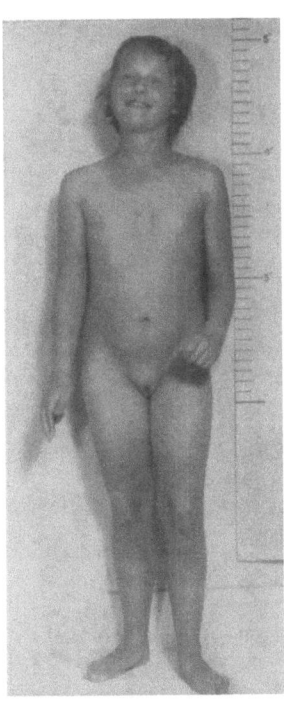

Abb. 64. Turner-Syndrom während der Adoleszens. Das Mädchen links mit den Flügelfell ist 14, das Mädchen rechts 19 Jahre alt. Zu beachten ist der kleine Wuchs. Die Photographien wurden vor der Behandlung aufgenommen. (Die Bilder wurden freundlicherweise von Dr. EARL PLUNKETT zur Verfügung gestellt)

Daß es sich bei allen diesen Erscheinungen, wie bei dem Kleinwuchs auch, nicht um eine hypophysäre Fehlleistung handelt, geht aus dem normalen Spiegel der adrenotropen und thyreotropen Hormone hervor. Tatsächlich ist die Ausschüttung von gonadotropen Hormonen der Hypophyse gesteigert. Es hat den Anschein, als wollte die Hypophyse die untauglichen Gonaden regelrecht aufpeitschen. Aber es sind in solchen Fällen gar keine normal angelegten Gonaden vorhanden. Infolge der gesteigerten gonadotropen Aktivität ist der Blutdruck häufig etwas erhöht, und es können Kongestionen auftreten.

Die Aussichten auf die geistige Entwicklung beim Turner-Syndrom sind recht spekulativ. Die meisten Mädchen mit diesem Leiden sind ohne Ehrgeiz, schüchtern und leicht beeinflußbar. Die Libido ist häufig reduziert, und es macht sich ein gewisser Grad von Frigidität bemerkbar. Manche unter ihnen können aber psychologisch durchaus als normal gelten. Obwohl das Turner-Syndrom unter Anstaltsinsassinnen nicht häufiger anzutreffen ist als unter den von MacLean registrierten neugeborenen Mädchen, sind die meisten Kliniker der Meinung, daß geistige Retardierung — wenn auch geringerer Grade — doch gelegentlich mit dem Turner-Syndrom einhergeht. Etwa eines unter 10 Individuen bleibt geistig zurück.

Vor kurzem ließ sich eine Beziehung zwischen der Schilddrüsenfunktion und der XO-Konstitution nachweisen, eine Relation, die sich ebenso auf Chromosomenanomalien allgemein ausdehnen läßt. Während beim Turner-Syndrom der Spiegel des proteingebundenen Jod nicht ungewöhnlich hoch ist, liegt die Aufnahme von markiertem Jod, ^{131}J, durch die Schilddrüse über dem Durchschnitt. Dazu treten bei Patienten mit dem Syndrom, wie auch bei ihren normal erscheinenden Verwandten, Autoantikörper gegen die Schilddrüse häufiger auf als zu erwarten wäre. Man hat daher die Neigung zur Produktion solcher Antikörper mit den Störungen bei der Chromosomenverteilung auf die jeweiligen Tochterzellen in Verbindung gebracht.

Der cytogenetische Befund beim Turner-Syndrom

Das wesentliche Kennzeichen dieses Syndroms besteht bei fast allen Patientinnen im Verlust eines ihrer Geschlechtschromosomen, der die Zygote betroffen hat. Die Patientinnen sind monosom für das X-Chromosom. Dieser Typ stellt damit die einzige bisher bekannt gewordene lebensfähige Monosomie bei Säugetieren dar. Die YO-Kombination ist dagegen letal. Gegenwärtig wissen wir noch nichts über die Herkunft des verlorengegangenen Chromosoms. Handelt es sich um ein Y, das einem Y-Spermium oder um ein X, das einem X-Spermium abhanden gekommen ist? Handelt es sich im Turner-Syndrom bei dem vorhandenen X-Chromosom stets um ein mütterliches, matroklines oder kann es auch vom Vater stammen, so daß die weibliche Keimzelle kein X-Chromosom besitzt und das X väterlichen Ursprungs, also patroklin ist? Hierüber wissen wir nichts.

Die Wahrscheinlichkeit, daß in einer weiblichen Gamete das X durch Non-disjunction während der Meiose verloren geht, ist gering (Abb. 12, 7 a, b), denn die Tendenz zum Nicht-Trennen weist eine Beziehung zum mütterlichen Alter auf. Bei dem Turner-Syndrom ließ sich eine derartige Abhängigkeit jedoch nicht feststellen. Es könnte noch durch verzögerte anaphasische Bewegung ausscheiden (Abb. 11). Untersuchungen der geschlechtsgebundenen Farbenblindheit und der

X_g^a-Blutgruppe bei Eltern von Patienten mit dem Turner-Syndrom scheinen in einigen Fällen tatsächlich zugunsten eines vorhandenen mütterlichen X-Chromosoms zu sprechen, so daß hier im Spermium der Verlust des Chromosoms eingetreten sein müßte. Andererseits liegt die Häufigkeit eineiiger Zwillinge bei Geschwistern von Individuen mit dem Turner-Syndrom viel höher als in der allgemeinen Population. Hier scheinen Hinweise auf eine bei der Mutter vorhandene Ursache vorzuliegen, obwohl der Verlust eines X-Chromosoms und die Zwillingsbildung durch postzygotische Störung während einer Teilung durchaus zwei verschiedene Dinge sind. Auch hier müssen wir wieder bekennen, daß uns die Zusammenhänge verborgen sind. Auf welchem Weg die Anomalie auch zustande gekommen sein mag, so erweisen sich ihre Träger als geschlechtschromatin-negativ und ihrer Konstitution nach als XO (Abb. 65).

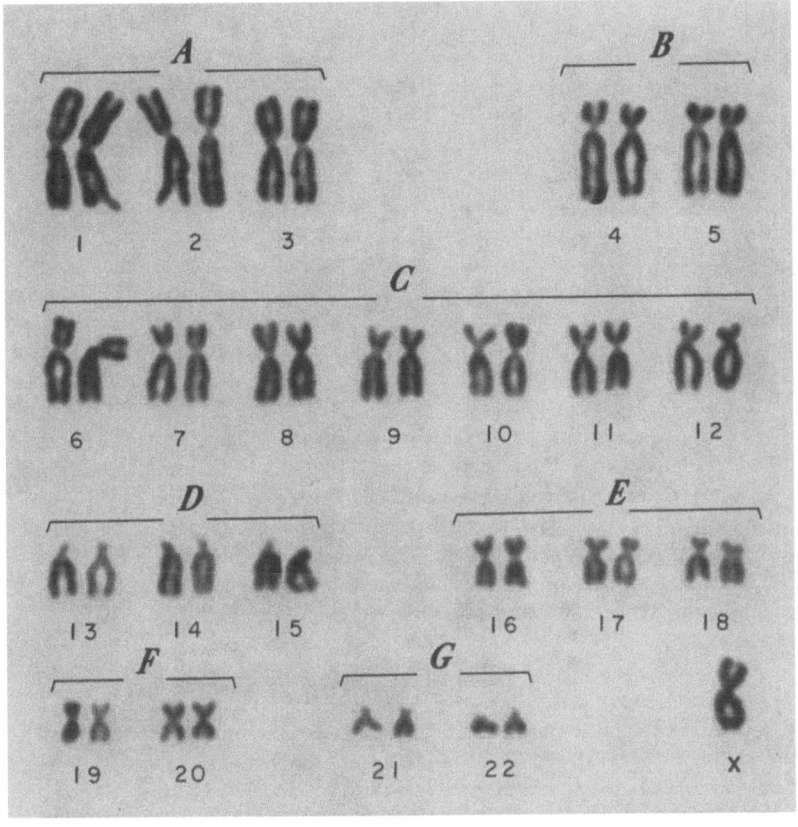

Abb. 65. Karyotyp des XO-Turner-Syndroms (Präparat von Dr. D. H. CARR)

Nicht in allen Fällen von Turner-Syndrom ist das ganze X-Chromosom verlorengegangen. Aber auch Verluste eines Teiles dieses Chromosoms können das gleiche Erscheinungsbild hervorrufen. Gegenwärtig wird von manchen Autoren der Verlust des kurzen X-Armes mit der Kleinwüchsigkeit in Verbindung gebracht, und dieser kurze Arm scheidet ja natürlich im Fall des Turner-Syndroms zusammen mit dem gesamten X-Chromosom ebenfalls aus. Ein Teil des kurzen Armes kann einem X-Chromosom durch Chromosomen-Stückausfall verlorengehen. Wir können den Rest des Chromosoms mit $\bar{x}$ bezeichnen, so daß ein Patient mit dem Turner-Syndrom dieser Art X$\bar{x}$ wäre. Der kurze Chromosomenarm oder auch Teile davon können bei der Bildung eines Ringchromosoms ausfallen (Abb. 9 D). Bezeichnen wir ein solches X-Chromosom als X^R, so ist der Patient der Konstitution seiner Geschlechtschromosomen entsprechend, XX^R. Entsteht ein Isochromosom aus den langen Armen des X-Chromosoms, so fehlt diesem ebenfalls das genetische Material des kurzen Armes (Abb. 10 B), und das Turner-Syndrom kann sich entwickeln. Derartige Patienten wären als XX_I zu bezeichnen.

Auf Grund unserer gegenwärtigen Kenntnisse könnte man sagen, daß der Verlust eines ganzen X-Chromosoms zu Gonadendysgenesie mit den Merkmalen des Turner-Syndroms führt, daß der Verlust des kurzen Armes eines X-Chromosoms ebenfalls die Entwicklung des Turner-Syndroms und damit Dysgenesis der Gonaden auslöst und daß — wie wir noch sehen werden — durch den totalen oder partiellen Verlust des langen Armes eines X-Chromosoms (mit $\bar{x}$ zu bezeichnen) Gonadendysgenesie ohne Kurzwüchsigkeit und die übrigen Merkmale des Turner-Syndroms hervorgerufen wird. Zugegeben, daß dieser Hypothese von der Wirksamkeit des langen und des kurzen Armes eines X-Chromosoms noch einiges Spekulative anhaftet, so stimmte sie doch gut mit den Befunden überein.

Für den Fall, daß nur eines der X-Chromosomen anomal ist, werden offensichtlich nur geringe Effekte ausgelöst. Das anomale Chromosom scheint dann vorzugsweise dasjenige zu sein, das inaktiv, also heteropyknotisch wird und sichtbar bleibt. Bei partiellem Chromosomen-Stückausfall in einem der X-Chromosomen erweisen sich die Barr-Körper als ungewöhnlich klein. Wenn dagegen ein Isochromosom aus den beiden langen Armen des X vorliegt, sind sie größer als normal.

Die klinische Behandlung des Turner-Syndroms

Es ist eine Binsenweisheit, wenn man hier nochmals ausspricht, daß es nicht nur das Leiden zu behandeln gilt, sondern daß man auch versuchen muß, den Patientinnen verständnisvoll zu helfen. Das gilt besonders, wenn es sich um Anomalien der Geschlechtschromosomen handelt. Mit der sexuellen Funktion verbindet sich für die Patientin ein wesentlicher Teil des Erlebnisinhaltes. Unter keinen Umständen darf man ihr gegenüber äußern, daß sie „nur eine halbe Frau" oder daß sie „halbwegs ein Mann" sei. Das ist sie nämlich keinesfalls. Sie ist eine Frau, deren Entwicklung zur Pubertät noch nicht eingetreten ist. Der Leser stimmt mir sicherlich zu, daß die Chromosomen schon für unsereinen schwierig zu verstehen sind. Wie könnte man sie dann einer Patientin verständlich machen! Am besten lasse man cytogenetische Erklärungen ganz beiseite. Wenn die Diagnose auf Grund fehlender Ovarialfunktion, hohem Gonadotropinspiegel, kleinem Wuchs und geschlechtschromatin-negativen Ausstrichen der Mundschleimhaut sicher erscheint, bleibt dem noch wenig hinzuzufügen. Selbstverständlich wäre sorgfältig auf Isthmusstenose der Aorta sowie auf Anomalien des Harntraktes zu untersuchen. Laparatomie und Douglasskopie sind für die Diagnose des Turner-Syndroms nicht wesentlich.

Man gibt dann wohl am besten eine Darstellung der halben Wahrheit, indem man sagt, daß die Ovarien nicht das nötige Hormon ausschütten, um die Pubertät, die Entwicklung der Brüste sowie die Menstruation auszulösen. Dabei kann man auf eine gewisse Analogie zwischen dem Leiden und dem Versagen des Pankreas bei der Produktion von Insulin im Fall des Diabetes hinweisen. Das wird sicher verstanden. Man sei nicht zu schnell bei der Hand, einer Jugendlichen zu eröffnen, daß sie selbst niemals Kinder haben wird. Dafür ist gegebenenfalls später immer noch Zeit genug. Unter einer solchen Mitteilung können Patientinnen aller Altersklassen leiden, und heranwachsende Mädchen reagieren hierin besonders empfindlich.

Jedoch einmal kommt die Zeit, da man auch über dieses Thema reden muß. Im Fall einer älteren Frau (oder im Fall einer jüngeren, falls sie sich mit Heiratsplänen trägt), ist es unbedingt ratsam, offen zu sein, zu bekennen, daß man alles zusichern könne — außer der Fertilität. Man muß ihr erklären, daß das Ovar nicht nur keine Hormone produziert, sondern daß es auch nicht imstande ist, Eizellen anzulegen und daß es dagegen kein Mittel gibt. Man muß darauf achten, daß sie in ihrem Leiden, falls es behandelt wird, keine Behinderung der gegenseitigen sexuellen Befriedigung sieht und betonen, daß sie selbst weder frigide noch sexuell unempfänglich sein wird. Das ist wichtig. Natürlich ist es recht und billig, einen prospektiven Ehegefährten darüber aufzuklären, daß seine künftige Frau nie ein eigenes Kind haben wird. Vielleicht äußert die Patientin den Wunsch, diese Mitteilung selbst zu übernehmen oder sie zieht eine Unterredung zwischen ihrem Verlobten und dem betreffenden Arzt vor. In jedem Fall sollte man dabei Begriffe wie „Infertilität" und „Sterilität" am besten ganz vermeiden. Die „Unfähigkeit, selbst ein Kind auszutragen", wird genügen. Überflüssig zu erwähnen ist wohl der Hinweis darauf, daß sich viele durchaus glückliche Ehepaare in der gleichen Situation befinden und daß über eine Adoption ausgleichende Wege zur Freude und Befriedigung offenstehen.

Die medikamentöse Behandlung der Ovarialinsuffizienz ersetzt den Ausfall der Oestrogenproduktion, auf Grund dessen die Patientinnen — ungeachtet ihres Karyotypus — anders aussehen als ihre normalen Gefährtinnen. In unserer Gesellschaft fragt man nicht nach den Chromosomen. Vielmehr orientiert man sich nach den Gepflogenheiten beim Aufsuchen der Toilette und um die Rolle, die ein Individuum als Sexualpartner spielt. Unsere Patientinnen benutzen die Tür für „Damen". An uns ist es, sie ihren normalen Geschlechtsgenossinnen soweit wie möglich anzugleichen. Das Turner-Syndrom, die primäre Ovarialinsuffizienz wie die „reine" Gonadendysgenesie, auf die noch eingegangen werden soll, lassen sich mittels cyclischer Oestrogentherapie behandeln.

Stilboestrol ist befriedigend in der Wirkung. Etwa während der ersten beiden Jahre kann man im Wechsel drei Wochen hindurch täglich 2 mg verabreichen und eine Woche aussetzen. Auch ein Gestagen kann zusätzlich gegeben werden, um eine normale Periode noch besser vorzutäuschen. Auf Grund einer solchen Behandlung entwickeln sich die Brüste und eine normale weibliche Figur, wenn es auch Monate bis zum Erreichen des vollen Reifezustandes braucht. Es entwickeln sich innere und äußere Genitalien, so daß normaler Geschlechtsverkehr möglich ist. Die Libido wird gesteigert. Auch die psychologische Entwicklung macht Fortschritte. Ein junges Mädchen, das zuvor stumpfsinnig und kontaktarm wirkte, kann nun etwas selbstbewußter und bei aller Bescheidenheit kokett erscheinen. Derartig heilsam wirken sich Oestrogene aus.

Leider führt die Behandlung bei solchen Frauen nicht zur Größenzunahme. Man müßte sogar fürchten, daß die zu frühe Behandlung eines sich dem Pubertätsalter nähernden Mädchens mit einem noch früheren Epiphysenschluß und noch stärker gestauchtem Wuchs beantwortet würde. Daher sollte man mit der Therapie vielleicht bis zum vierzehnten Lebensjahr warten, obwohl man sich dann wieder im klaren darüber sein muß, daß die solcherart hinausgezögerte Reife angesichts sich natürlich entwickelnder Gefährtinnen dem betreffenden Mädchen Sorgen und qualvolle Verlegenheiten bereiten.

„Turner-Syndrom" im männlichen Geschlecht

Zuweilen treten männliche Individuen von kurzem Wuchs, mit Breithals oder Flügelfell am Nacken und angeborenen Herzfehlern, möglicherweise in Kombination mit geistiger Retardierung auf. Fälle wie diese können nicht allzu selten sein, denn dem Autor sind selbst zwei solcher Individuen bekannt. Störungen dieser Art lassen sich nicht mit Sicherheit deuten. Bei dem einen von beiden zeigten sich komplexe Mosaikbildungen mit isochromen X- und Y-Chromosomen, so daß er seiner Konstitution nach als $XX_I/XX_I/Y_I$-Typ angesehen werden kann. Bei den meisten Fällen mit den Symptomen des Turner-Syndroms im männlichen Geschlecht läßt sich keine Chromosomenanomalie nachweisen, zumindest läßt sie sich nicht darstellen. Man hat angenommen, daß in solchen Fällen der dem kurzen Arm des X homologe Teil des Y-Chromosoms verloren geht, daß aber der Verlust zu gering ist, um ihn mit den gängigen Methoden zu erfassen.

Primäre Fehlentwicklung der Ovarien und XX-Konstitution

Obwohl Typen dieser Art nicht eigentlich unter die Anomalien der Geschlechtschromosomen fallen, da bei ihnen keine Diskrepanz zwischen der Chromosomen-Morphologie und dem phänotypischen Geschlecht besteht, seien sie in diesem Zusammenhang dennoch erwähnt, um Unklarheiten bei der Terminologie vorzubeugen. Man spricht in solchen Fällen häufig auch von „primärer Dysgenesie der Ovarien" oder auch von „reiner Dysgenesie der Gonaden". Dem Autor erscheinen beide Termini, ebenso wie die „Keimzellen-Aplasie" zwar anwendbar, jedoch sollte die Bezeichnung „reine Dysgenesie der Gonaden" besser einem noch zu beschreibenden Syndrom vorbehalten bleiben.

Patienten mit primärer Fehlentwicklung der Gonaden und XX-Konstitution sind weiblich und besitzen die vom Turner-Syndrom her bekannten „Streifen-Ovarien", d. h. an ihrer Statt bindegewebige Stränge. Die ovarielle Hormonaktivität bleibt aus, ebenso fehlt die pubertäre Entwicklung, und die Patientinnen sind steril. Andere für das Turner-Syndrom kennzeichnende Anomalien fehlen jedoch. So sind derartige Individuen nicht klein von Gestalt, haben keinen Breithals noch ein Flügelfell am Nacken, noch weisen sie den flachen Thorax oder Mißbildungen der Herzgefäße auf. Wie zu erwarten, tritt mit herannahender Pubertät eine Erhöhung des Gonadotropin-Spiegels ein. Kongestionen und erhöhter Blutdruck sind möglich.

Die Ätiologie dieser Anomalie steht noch offen. Es könnte sich beim Ausbleiben der normalen Ovarienentwicklung um die gleichen Voraussetzungen handeln, die dem Fehlen eines anderen Organs — etwa einer Aplasie der Niere, der Milz oder der Agenesis einer Lunge — zugrunde liegen. Es könnte aber ebenso sein, daß die fehlende Ovarienentwicklung durch intrauterine Toxine, durch Hypoxie oder durch Infektionen bewirkt wird und überhaupt keine Beziehung zu den Geschlechtschromosomen besteht. Jedoch ist die Möglichkeit eines nicht nachweisbaren Chromosomen-Stückausfalls im langen Arm eines der X-Chromosomen ebenfalls nicht auszuschließen, einer Deletion, die zwar ausreicht, um eine Fehlleistung der Ovarienentwicklung hervorzurufen, die jedoch mit den heutigen cytologischen Methoden nicht darzustellen ist.

Worin auch immer die Ursache zu dieser Fehlleistung bestehen mag, so entspricht ihre Behandlung genau der des Turner-Syndroms, nur erfolgt hier eine vollständigere Angleichung an den normalen Status, da der gestauchte Wuchs fehlt.

„Reine" Gonadendysgenesie bei XY-Konstitution

Mit diesem Typ begegnet uns wiederum ein unfruchtbares weibliches Individuum mit bindegewebigen Streifen an Stelle von Gonaden sowie ausbleibender Pubertät. Der Gonadotropin-Spiegel der Hypophyse ist erhöht. Hinweise auf die Merkmale des Turner-Syndroms sind nicht gegeben, und die Unterschiede zwischen dem Erscheinungsbild dieser Anomalie oder auch dem bei primärer Fehlentwicklung der Gonaden sind beträchtlich. Zwar erweisen sich derartige Individuen, wie die mit dem Turner-Syndrom, als geschlechtschromatin-negativ, besitzen jedoch einen XY-Karyotyp.

Im Jahr 1953 führte JOST ein geradezu meisterhaftes Experiment durch. Er entfernte bei Kaninchenembryonen die Hoden in der Zeit zwischen Differenzierung und Anlage der männlichen Ausführgänge. Dadurch konnte er zeigen, daß bei Fehlen einer (oder mehrerer) die Hodenbildung auslösenden Substanz(en), die seiner Meinung nach mit den bekannten androgenen Steroiden nicht identisch sind, die männliche Entwicklung nicht weiterläuft und weitere Differenzierungen in weiblicher Richtung erfolgen.

Im Fall „reiner" Gonadendysgenesie und XY-Konstitution verläuft die Entwicklung etwa ebenso. Aus unbekannter Ursache entwickeln sich keine fetalen Hoden, und der Fetus differenziert sich in weiblicher Richtung. Sichtbare Anomalien brauchen keine aufzutreten, bis dann zur Zeit herannahender Pubertät das Fehlen der Gonadentätigkeit in Verbindung mit einer Erhöhung des Gonadotropinspiegels offenbar wird.

Wieder ist die Behandlung die gleiche wie beim Turner-Syndrom. In diesem Fall muß man jedoch noch mehr als in den vorherigen eine Diskussion über die chromosomalen Grundlagen mit den Patientinnen meiden. Das Fernsehen hat die Menschen in naturwissenschaftlicher Beziehung so gescheit gemacht, daß heute eine Patientin durchaus imstande sein dürfte, in der XY-Konstitution das Kennzeichen des männlichen Geschlechts zu sehen. Man braucht auch hier nicht mehr zu erklären, als daß sich die „Geschlechtsdrüsen" nicht so entwickelt haben wie sie es sollten, und daß man imstande ist, den Ausfall teilweise — eben nach Art der Insulinbehandlung beim Diabetes — wettzumachen.

Testikuläre Feminisierung, ein Syndrom mit XY-Konstitution

In diesem Fall handelt es sich um ein Intersex mit äußeren weiblichen Genitalien, mit normal entwickelten Brüsten, jedoch ohne Uterus, mit Hoden und einem XY-Karyotyp. Es scheint sich um eine erbliche Störung zu handeln, deren Erbgang jedoch im einzelnen noch nicht feststeht. Möglicherweise liegt hier ein autosomales recessives Gen vor, das sich in denjenigen XY-Individuen manifestiert, welche die betreffende Anlage in den beiden Partnern dieses Autosomenpaares besitzen, die sich also ausprägt, wenn die Anlage homozygot vorliegt. Alternativ hierzu wäre ein geschlechtsgebunden-recessiver Erbgang (etwa nach Art des Gens für Hämophilie) denkbar. Das Gen würde sich — wie dieses — bei Individuen mit nur einem X-Chromosom auswirken, also bei solchen, in denen der krankhaften Anlage kein normales Gen im X des Partnerchromosoms gegenübersteht, das die schädigende Wirkung des abnormen Gens aufzuheben imstande wäre, denn im X-Chromosom lokalisierte Recessive manifestieren sich in den XY-Individuen. Welche der Ursachen auch vorliegen mag, so kann das Syndrom der testikulären Feminisierung bei mehr als einem Geschwister einer Reihe auftreten, es kann familiär gehäuft vorkommen.

Auf welche Weise dieses abnorme Gen seine Wirkung ausübt, ist ebenfalls nicht bekannt. Mehr als nur eine Erklärungsmöglichkeit ist hier denkbar. Eine besteht darin, daß ein „angeborener Stoffwechselfehler" vorliegt, vergleichbar dem, der das adrenogenitale Syndrom hervorruft, das im weiblichen Geschlecht zur Vermännlichung der Genitalien führt. Bei dem zuletzt genannten Syndrom produzieren die Nebennieren wegen einer Blockierung innerhalb der Synthesekette dieses Hormons kein Hydrocortison. Infolgedessen reichern sich innerhalb der Synthesekette die Stoffwechselprodukte desjenigen Stadiums an, auf welchem die Synthese eingestellt wird. Im Fall des Adrenogenital-Syndroms wirken diese Stoffwechselprodukte vermännlichend und lösen im weiblichen Organismus Pseudohermaphroditismus aus. Es könnte durchaus sein, daß sich bei Zustandekommen des Syndroms der testikulären Verweiblichung etwas Ähnliches abspielt. Es wäre denkbar, daß auf Grund einer angeborenen Fehlleistung der enzymatischen Funktionen die fetalen Hoden nicht imstande wären, vermännlichende Substanzen aufzubauen. Wegen ihres Fehlens würde sich dann der Fetus in weiblicher Richtung differenzieren. Denkbar wäre auch, daß die ursprünglichen Hoden (denn um solche handelt es sich ohne Zweifel) im Laufe der weiteren Entwicklung funktionsfremde Substanzen mit oestrogener Wirkung produzieren. Und noch eine weitere Alternative wäre vorstellbar: Die fetalen Hoden könnten zwar wie im Fall einer normalen (XY) Entwicklung die auslösenden Substanzen bilden, jedoch vermögen die Gewebe des sich entwickelnden Genitaltraktes nicht entsprechend zu reagieren, und die weitere Entwicklung setzte sich in weiblicher Richtung fort.

Die in solchen weiblichen Individuen gebildeten Hoden sind sowohl ihrer Struktur als auch ihrer Funktion nach anomal. Oft findet man sie nach außen hin verlagert. In 60% der Fälle liegen sie im Leistenkanal, zu 20% in den großen Schamlippen und zu weiteren 20%

im Abdomen. Die Samenkanälchen sind eng und manchmal sogar ohne jedes Lumen. Sie bestehen größtenteils aus undifferenzierten Epithelzellen. Diese Zellen erscheinen anders als die Sertoli-Zellen normaler reifer Hoden. Leydig-Zellen sind reichlich vorhanden. Eine Spermatogenese tritt nicht ein.

Während der Kinderjahre läßt sich vermutlich keine Anomalie feststellen. Tritt bei einem Mädchen ein Leistenbruch auf, so muß man daran denken, daß eine im Leistenkanal angetroffene Gonade ein Hoden sein kann und daß die betreffende Patientin möglicherweise Trägerin des Syndroms der testikulären Feminisierung ist.

Tritt die Pubertät zur erwarteten Zeit nicht ein, so wird offenbar, daß eine Differenzierungsanomalie vorliegt. Während sich die Brüste normal entwickeln, fehlt die Menstruation. Scham- und Achselbehaarung entwickeln sich nur spärlich oder fehlen ganz.

Weibliche Individuen dieses Typus sind ungewöhnlich groß und erreichen Körperlängen bis zu 183 cm bei einem Mittel von 175 cm. Sie gelten als hübsch und attraktiv. Unter den Aufgezeichneten befindet sich unter anderen ein Photomodell, eine weitere war eine Prostituierte. Ihrer Intelligenz nach sind sie zumindest normal. Sie wirken aktiv und entwickeln Ehrgeiz. Die Libido kann bei ihnen das gewöhnliche Maß überschreiten.

Die äußeren Genitalien sind in auffallender Weise frei von Haaren. Die Vulvae erscheinen infantil. Die Vagina, die in jedem Fall blind endet, kann sehr kurz angelegt sein. Ein Uterus ist nicht vorhanden. Im Bereich der großen Schamlippen oder in den Leistenkanälen sind mit einiger Wahrscheinlichkeit als knotige Bildungen Reste der abnormen Hoden anzutreffen. Die Diagnose beruht auf der Erscheinung einer Frau ohne Schambehaarung mit normal entwickelten Brüsten, zweifelsohne vorhandenen Hoden, ohne Uterus, deren Karyotyp XY ist (Abb. 66).

Über die Art der Behandlung solcher Fälle scheint noch keine Klarheit zu bestehen. Verschiedentlich wird, wohl wegen der Gefahr maligner Entartung, eine Entfernung der abnormen Hoden angeraten, der sich eine Oestrogen-Therapie anschließen soll. Anderen Meinungen zufolge ist man gegen eine derartige Kastration, einmal, weil sie nur in 5% der Fälle die Gefahr malignen Wachstums mit sich bringt und zum anderen, weil die abnormen Hoden Oestrogen produzieren, was der Körper ja benötigt. Vielleicht erweist sich eine Zwischenlösung als der beste Ausweg: man entfernt die Hoden keinesfalls, bevor die Brustentwicklung völlig abgeschlossen ist. Dann jedoch operiert man die abdominal gelegenen Hoden, da sie in ihrem weiteren Verhalten nicht leicht zu kontrollieren sind und hält das Hodengewebe in der Leistengegend und im Bereich der Schamlippen laufend unter Beobachtung, um Änderungen in Größe und Konsistenz zu registrieren. Außerdem gibt man Oestrogen, vielleicht mit Androgen kombiniert, falls die Ent-

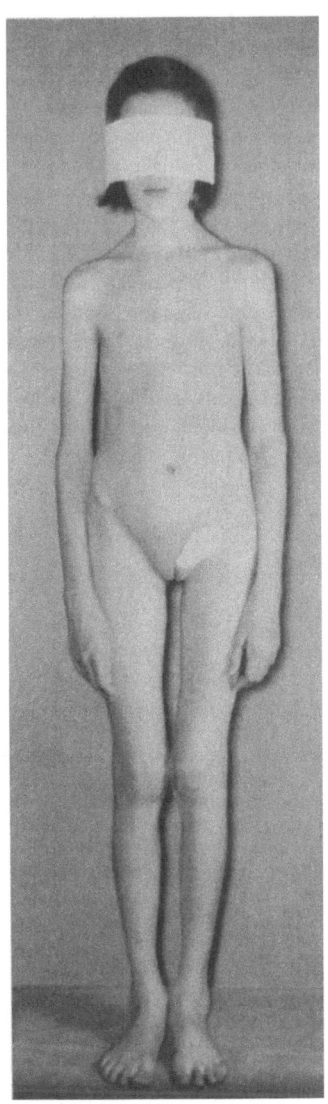
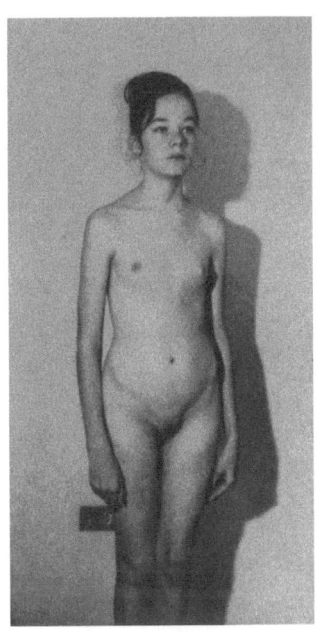

Abb. 66. Syndrom mit testikulärer Feminisierung. Im Alter von 12 Jahren wurden beiderseitig Inguinalknoten festgestellt, die man zunächst für Hydrocelen des Diverticulum Nucki hielt. Sie erwiesen sich jedoch als Hoden und wurden entfernt. Ein Uterus ist nicht angelegt, und die Vagina ist etwa 5 cm lang (linkes Bild). Dasselbe Mädchen — rechts — im Alter von 14 Jahren nach etwa 18-monatiger Oestrogenbehandlung. Die Brüste entwickeln sich, und eine leichte Schamhaarbildung ist eingetreten. (Bericht über den Fall sowie Photographien freundlicherweise von Dr. F. DOERFFER, Hamilton, Ontario, zur Verfügung gestellt)

wicklung der äußeren Genitalien für einen normalen Geschlechtsverkehr nicht angemessen erscheint.

Es versteht sich von selbst, daß man einer solchen Patientin nicht sagt, sie sei alles, nur eben keine Frau. Die Tatsache, daß sie Hoden besitzt, muß ein streng gewahrtes Geheimnis bleiben. Man kann ihr sagen, daß die Gebärmutter nicht normal entwickelt ist, daß ihre Geschlechtsdrüsen nicht so arbeiten, wie sie sollten und daß sie daher keine eigenen Kinder haben könne. Falls die Vagina ausreichend angelegt ist, steht normalen geschlechtlichen Beziehungen nichts im Weg. Manche ihrer „Schwestern" mögen die gleiche Störung aufweisen (Abb. 67).

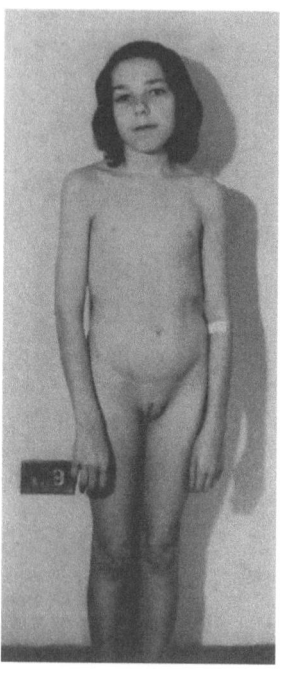

Abb. 67. Syndrom mit testikulärer Feminisierung. Das dargestellte achtjährige Mädchen ist die Schwester des auf Abb. 66 wiedergegebenen. In der Kindheit wurde eine Leistenhernie operiert, wobei ein Hoden gefunden wurde. Die Oestrogenbehandlung hat noch nicht begonnen. (Bericht über den Fall sowie Photographie freundlicherweise von Dr. F. Doerffer, Hamilton, Ontario, zur Verfügung gestellt)

Polysomie des X-Chromosoms:
Triple-, Tetra- und Penta-X (XXX, XXXX und XXXXX)

Bei diesen Störungen, die durch Non-disjunction während der ersten, der zweiten oder aber auch während beider Reifeteilungen zustande kommen (Abb. 14), treten Gameten mit zwei, drei oder vier X-Chromosomen auf. Durch die Befruchtung wird noch ein weiteres hinzugefügt. Obwohl sich — wenn überhaupt je — eine Beziehung zwischen dem Syndrom auf Grund multipler X-Chromosomen und dem mütterlichen Alter weit weniger deutlich nachweisen läßt als bei den Syndromen mit überzähligen Autosomen, nimmt man dennoch an, daß es hier häufiger die weibliche Gamete ist, in welcher der Fehler auftritt. Aber auch

Störungen der väterlichen Gametogenese mit überzähligen X-Chromosomen in den Spermien liegen durchaus im Bereich des Möglichen.

Die Mundschleimhaut-Ausstriche solcher Patienten sind, wie erwartet, Barr-positiv. Man spricht von doppelt (Abb. 58 B), dreifach (Abb. 58 C) und vierfach Barr-positiv, je nachdem die XXX-, XXXX- oder XXXXX-Konstitution vorliegt. Die (n-minus-1)-Regel trifft in diesem Fall zu.

Obwohl sie häufiger auftreten als das Turner-Syndrom — das Verhältnis beider entspricht etwa 3 zu 1 — fallen die weiblichen XXX-Individuen nicht auf, denn ihre Anomalie bleibt in den meisten Fällen auf den Befund bei Ausstrichen der Mundschleimhaut beschränkt (Abb. 68). Phänotypisch erscheinen sie rein weiblich mit normaler Geschlechtsreife, Ovulation und voller Fertilität. Zwei solcher Fälle wurden rein zufällig aufgefunden. Die Hautleistenmuster weisen ebenfalls keine Besonderheiten auf. Der einmal auf sie angewandte Terminus „superweiblich" hat keine Berechtigung und wurde aufgegeben.

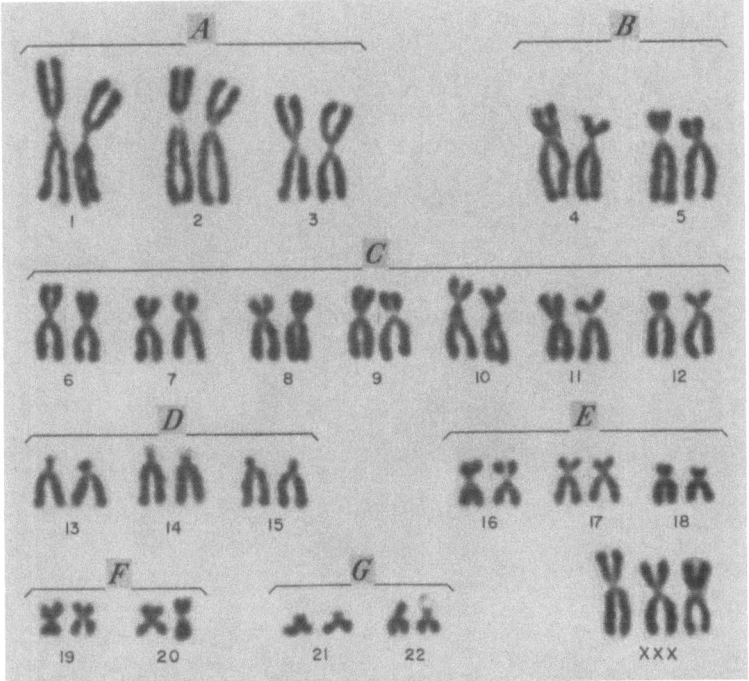

Abb. 68. Karyotyp einer „Triplo-X-Frau" (XXX). (Präparat aus dem Cytogenetics Laboratory, Victoria Hospital, London/Canada)

Man könnte vermuten, daß Nachkommen solcher Frauen auf Grund des sekundären Non-disjunction teilweise abnorm seien (Abb. 13) und daß ihre Kinder ein Verhältnis von zwei Normalen (XX oder XY) zu zwei Abnormen (XXX oder XXY) entstehen. Das ist jedoch seltsamerweise nicht der Fall. Bei der Befruchtung scheint eine Präferenz zugunsten der Keimzellen mit einem X-Chromosom zu bestehen, so daß die Kinder solcher Frauen dementsprechend alle normal sind.

Es können sich jedoch auch gewisse Schwierigkeiten einstellen, da sich geistige Störungen und Psychosen häufiger bei triple-X-Frauen zeigen als in der allgemeinen Population (Abb. 69).

Frauen mit vierfachem X (XXXX; Abb. 70) und fünffachem X (XXXXX) sind sehr selten. Daher läßt sich nicht viel darüber sagen. Sie können fertil sein, jedoch ist die Wahrscheinlichkeit, daß sie geistig abnorm sind, sehr hoch.

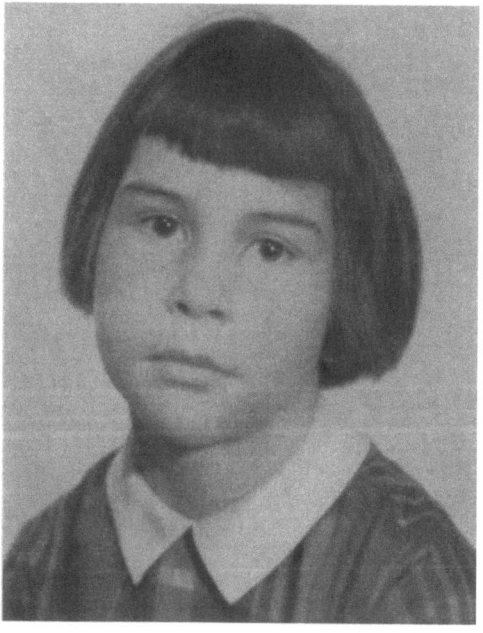

Abb. 69. Janet M. im Alter von 8 Jahren, triplo-X (XXX). Ihr Habitus ist völlig normal. Mit einem I.Q. von 75 erscheint sie leicht retardiert. Man fand sie zufällig bei einer routinemäßigen Untersuchung retardierter Kinder. Pubertäre Entwicklung und Fertilität werden normal sein. Nicht alle Triplo-X-Typen sind retardiert, und viele können unerkannt unter uns leben. (Mit freundlicher Erlaubnis von Dr. G. HINTON)

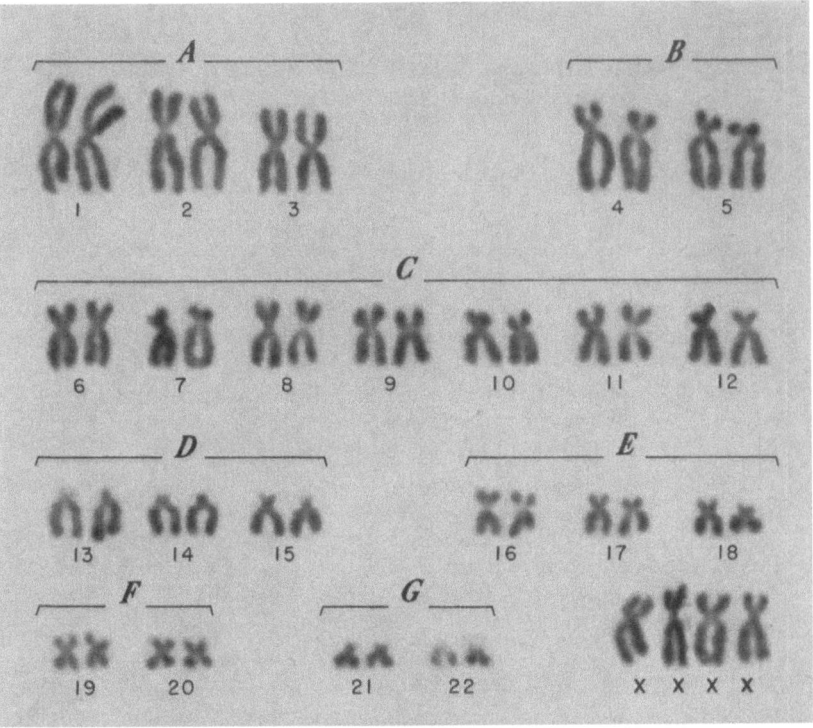

Abb. 70. Weiblicher Tetra-X-Karyotyp (XXXX). (Präparat von Dr. D. H. CARR)

Kapitel X

Anomalien der Geschlechtschromosomen im männlichen Geschlecht

Das Klinefelter-Syndrom

Im Jahr 1942 beschrieben KLINEFELTER und seine Mitarbeiter ein Syndrom mit Aspermatogenesie und Gynäkomastie bei männlichen Patienten. Allgemein hat sich dafür die Bezeichnung „Klinefelter-Syndrom" eingebürgert, obwohl „Testiculardysgenesie" und „Geschlechtschromosom-positiver Mikro-Orchidismus" ebenfalls vorgeschlagen worden sind. BRADBURY und seine Mitarbeiter sowie PLUNKETT und BARR wiesen 1956 nach, daß Patienten dieser Art geschlechtschromatin-positiv sind, was für das Vorhandensein von zwei X-Chromosomen sprach, die JACOBS und STRONG 1959 dann auch tatsächlich fanden. Wie inzwischen von vielen Seiten bestätigt wurde, weist die häufigste Form dieses Syndroms den XXY-Karyotyp auf.

Die Störung und ihre chromosomalen Varianten treten bei männlichen Individuen nach neuesten Erhebungen mit einer Häufigkeit von 1:500 auf. In einer 663 Knaben einer Hilfsschule umfassenden Untersuchungsreihe lag der Anteil mit 12:1000 wesentlich höher.

Bis gegen Ende der Kindheit läßt sich die Störung im Habitus ihrer Träger nur schwer feststellen. Selbst als MACLEAN und seine Kollegen im Einzelfall wußten, daß diese Anomalie bei ihren Patienten vorlag, konnten sie bei den Neugeborenen klinisch keinerlei Symptome feststellen. Auch bei älteren Knaben, die vor der Pubertät stehen, zeigen sich, wenn man von einer leichten geistigen Retardierung absieht, keine Abweichungen von der Norm.

Wird das Pubertätsalter erreicht, so kann sich in seiner Manifestierung eine gewisse Verzögerung bemerkbar machen, die jedoch ihrer Art nach weder konstant ist, noch besonders hervortritt. Im Körperbau fällt die Neigung zur Entwicklung langer Gliedmaßen, ebenso die insgesamt etwas überdurchschnittliche Körpergröße besonders auf. Viele dieser Patienten sind hochgewachsen, schlank und wirken in ihrer Zartheit weiblich, andere erscheinen kräftiger, plumper und neigen zur Fülle (Abb. 71). Wieder andere sehen völlig normal aus. In etwa 30% der Fälle, besonders bei denjenigen mit kräftigerem Körperbau, sind die Brüste, zumeist durch die Bildung von Fettgewebe, stärker entwickelt. Unter den Patienten mit diesem Syndrom fanden sich ein bis zwei Fälle von Brustkrebs im männlichen Geschlecht. Hände und Füße sind groß.

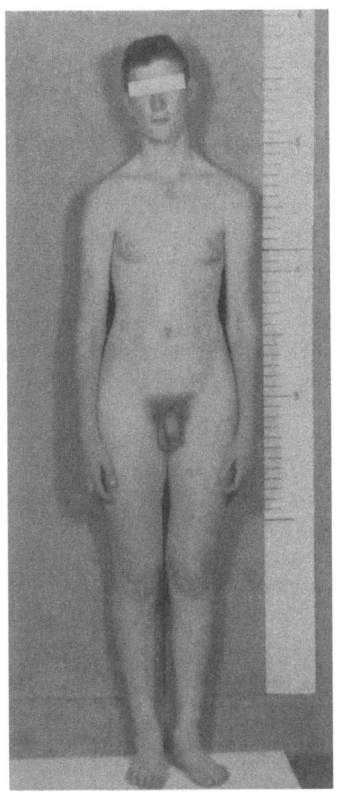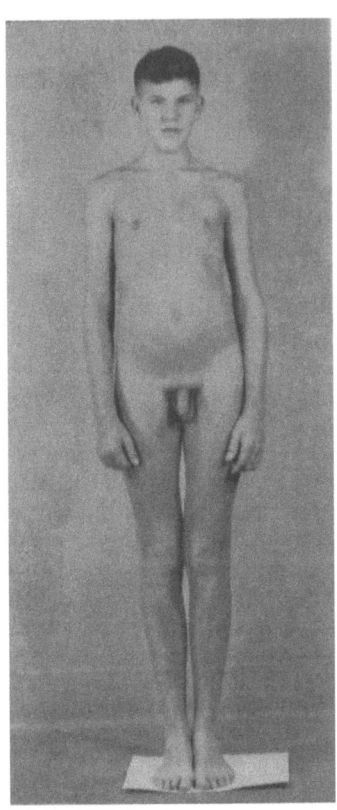

Abb. 71. Klinefelter-Syndrom. Zu beachten sind die langen Gliedmaßen des jungen Mannes rechts, die Brustentwicklung des jungen Mannes links sowie der waagerechte Schamhaaransatz bei beiden. (Photographien freundlicherweise von Prof. M. L. BARR zur Verfügung gestellt)

Ihrer Mentalität nach können die Patienten völlig normal erscheinen, häufiger sind sie jedoch wenig ehrgeizig, unselbständig und wollen geführt werden. Verhaltensschwierigkeiten und Neigung zur Kriminalität sind die Regel. Bei etwa 25% macht sich eine wenn auch nicht besonders stark ausgeprägte geistige Retardierung bemerkbar. Das Elektroencephalogramm gibt vielfach abnorme Bilder. Obwohl sexuelle Neigung und Potenz in vielen Fällen unterdurchschnittlich ausgeprägt sind, kompensieren viele Patienten ihr Unvermögen durch Prahlen mit ihrem Draufgängertum gegenüber Frauen.

Der Penis ist gewöhnlich von normaler Größe oder doch nur wenig verkleinert. Die Schambehaarung ist spärlich und weiblich im Muster. Der Bartwuchs stellt sich nur zögernd ein und ist dann dürftig. Die Stimmlage kann hoch sein. Während die Hoden bis zur Pubertät nicht merklich kleiner sind als im normalen Durchschnitt, erweisen sie sich nach dieser Zeit deutlich als unterentwickelt. Sie können weich oder hart sein.

Während der Pubertät scheinen sich die Hoden unter dem Einfluß der von der Hypophyse laufend und reichlich ausgeschütteten Gonadotropine zu verändern. Vor dieser Zeit sind keine auffallenden histologischen Entwicklungen festzustellen. Jetzt verengen sich die Samenkanäle oder veröden, eine hyaline Sklerose ist charakteristisch. Die nicht der Sklerose unterworfenen Tubuli sind häufig von degenerierten Sertoli-Zellen ausgekleidet. Leydigsche Zellen treten im interstitiellen Bindegewebe, wohl auf Kosten der übrigen reduzierten Hodengewebe, häufiger auf. Spermatogenese fehlt meist ganz oder ist doch nur in einigen Tubuli nachweisbar.

Verminderte Aufnahme von ^{131}J durch die Schilddrüse weist auf die gestörte Funktion dieses Organs hin. Die Hautleistenmuster können leichte Abweichungen von der Norm erkennen lassen: die axialen Triradii liegen weiter proximal als gewöhnlich, der a-d-t-Winkel erscheint etwas verkleinert. Es finden sich auch wohl häufiger Bogenmuster an den Fingern und die Rillenzahl der Schleifen ist gering.

Wie man sieht, sind die klinischen Anzeichen, abgesehen von dem winzigen Hoden bei Erwachsenen, bei diesem Syndrom nicht konstant. Das Hauptproblem dieser Patienten bildet ihre Sterilität. Einige 40% der Azoospermie bei Männern sind diesem Syndrom zuzurechnen.

Das cytogenetische Bild beim Klinefelter-Syndrom

Wie bereits angegeben, besitzt die am häufigsten auftretende Form den XXY-Karyotyp: die ohne Zweifel männlichen Individuen haben demnach ein überzähliges X-Chromosom (Abb. 72). Auf Ausstrichen der Mundschleimhaut weisen die Kerne einen Barr-Körper auf. Es ist also zu dem einen noch ein weiteres X-Chromosom vorhanden, das, kondensiert und heteropyknotisch, in diesem Zustand sichtbar wird (Abb. 58 A). Auf welche Weise nun dieses überzählige X-Chromosom die Veränderungen bewirkt, ist alles andere als verständlich.

Wo stammt dieses überzählige X-Chromosom her? Es besteht eine geringe — vielleicht sogar signifikante — Korrelation zum mütterlichen Alter. Daher ist die Möglichkeit gegeben, daß ein normales Spermium mit einem Y-Chromosom ein durch Non-disjunction mit zwei X-

Chromosomen versehenes Ei befruchtet; vielleicht trifft aber auch ein Spermium mit XY auf ein normales Ei. Wir vermögen es nicht zu sagen.

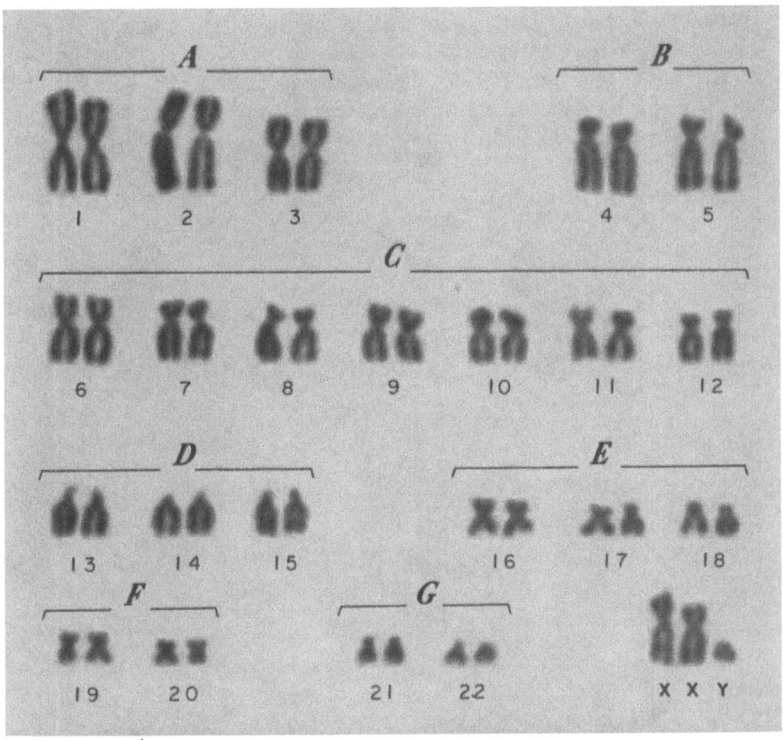

Abb. 72. Karyotyp in einem Fall mit Klinefelter-Syndrom (XXY) (Präparat von Dr. D. H. CARR)

In seltenen Fällen kann auch mehr als nur ein überzähliges X-Chromosom vorhanden sein. Der betreffende Karyotyp erweist sich dann als XXXY (Abb. 73), und Ausstriche der Mundschleimhaut sind doppelt geschlechtschromatin-positiv (Abb. 58 B). Man könnte hier an eine fehlerhafte Aufteilung der Chromosomen während einer der Reifeteilungen in beiden Eltern denken. Jedoch ist es sehr viel wahrscheinlicher, daß bei einem der Eltern in beiden meiotischen Teilungen Non-disjunction stattfindet (Abb. 14). Die XXXY-Individuen unterscheiden sich in ihren Merkmalen nur unwesentlich von denen des regulären Klinefelter-Syndroms mit dem XXY-Karyotyp, ausgenommen, daß sich eine verzögerte geistige Entwicklung hier bei allen findet.

Wie aus Abb. 14 ersichtlich, können in einer Gamete auch vier X-Chromosomen vorhanden sein. Wird durch die Befruchtung noch ein Y-Chromosom hinzugefügt, so müßte ein „pentasomer" XXXXY-Karyotyp entstehen. Individuen dieser Konstitution — und man hat sie bereits in beträchtlicher Anzahl gefunden — weisen das Klinefelter-Syndrom auf, jedoch treten noch weitere Eigenschaften hinzu. Schwere geistige Defekte sind neben der natürlich ebenfalls zu registrierenden Sterilität die Regel, und es finden sich Knochenmißbildungen an Knie und Ellbogen sowie Synarthrose von Radius und Ulna. Ausstriche der Mundschleimhaut weisen die Zellen als dreifach Barr-positiv aus (Abb. 58 C).

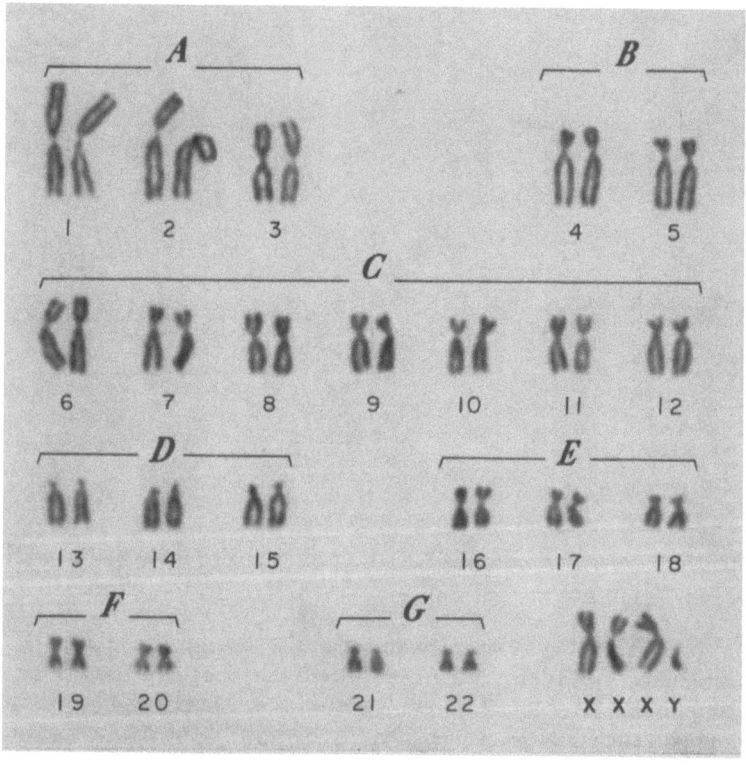

Abb. 73. Karyotyp der XXXY-Variante des Klinefelter-Syndroms (Präparat von Dr. D. H. Carr)

Vom Klinefelter-Syndrom sind zwei weitere Abarten bekannt. Einmal handelt es sich dabei um Patienten mit dem XXYY-Karyotyp sowie um den bisher einzigen Fall einer XXXYY-Konstitution. Erstere unterscheiden sich bis auf ein Merkmal phänotypisch nicht von Patienten mit dem regulären Klinefelter-Syndrom (XXY): sie besitzen ein charakteristisches Hautleistenmuster. Auf der ulnaren Seite der Handfläche findet sich ein Triradius, ein „ulnarer Triradius" also; dazu kommen carpale Schleifen, radiale Schleifen und radiale Bögen als Muster auf dem Hypothenar. An den Fingern sind häufig Bögen und sehr kleine Schleifen festzustellen. Der einzige Patient mit dem XXXYY-Karyotyp, der insgesamt also 49 Chromosomen aufwies, war neben Veränderungen an den Hoden nach Art der beim Klinefelter-Syndrom üblichen, durch starke Retardierung der geistigen Entwicklung, ferner durch Riesenwuchs und Akromegalie gekennzeichnet.

Klinische Behandlung des Klinefelter-Syndroms

Das Problem dieser Patienten — außer bei denen mit geistiger Retardierung — betrifft ihre Fertilität, besser gesagt: deren Fehlen. Wie in Verbindung mit dem Turner-Syndrom bei Frauen bereits ausgeführt, muß man Fragen der sexuellen Funktion und Potenz mit großem Takt und Einfühlungsvermögen behandeln. Man sage also einem Patienten nicht „daß er eine halbe Frau sei", noch lasse man ihn wissen „daß er ein überzähliges Chromosom besitze". Diese letzte Bemerkung würde unweigerlich eine Diskussion über cytogenetische Fragen heraufbeschwören, der man besser aus dem Weg geht. Die Infertilität des Patienten läßt sich am ehesten mit der einfachen Feststellung erklären, daß seine Geschlechtsdrüsen keine Samenzellen produzieren und daß sich dieser Fehler auch nicht beheben läßt. Man kann dem Patienten seine Fähigkeit zu geschlechtlichem Verkehr bestätigen und muß dabei Sorge tragen, daß sein Selbstvertrauen nicht leidet. Man kann hinzufügen, daß man ihm insofern zu helfen vermag, als man möglicherweise seine Arbeitskraft und allgemeine Initiative zu steigern imstande ist. Jede Anspielung auf „Feminines" in seiner Erscheinung muß vermieden werden.

Für die Behandlung kann man Testosteron per os oder monatliche Injektionen von Testosteronverbindungen mit länger anhaltender Wirkung geben. Letztere haben den Vorzug, billig zu sein. Außerdem hat man dabei die Gewähr, daß die Präparate tatsächlich auch zur Anwendung kommen. Durch diese Behandlung gewinnt der Körper einen männlicheren Habitus. Es stellt sich verstärktes Wachstum von Bart- und Körperhaar ein. Die schwach ausgeprägte sexuelle Potenz der Patienten wird angeregt, ihre Lust zur Arbeit wie zum Spiel erhöht.

Die Infertilität kann jedoch nicht behoben werden, und so bleibt gegebenenfalls als weitere Möglichkeit der Hinweis, daß die Adoption eines Kindes das Problem vielleicht lösen hilft. Besonders zu betonen wäre hier, daß viele Paare in der gleichen Situation Freude und Befriedigung durch die Annahme eines Kindes gefunden haben.

Für den Fall, daß der Patient retardiert ist, erübrigt sich eine Behandlung, ja sie wäre durchaus unerwünscht. Ein eunuchoider unselbständiger und geistig beschränkter Patient könnte in eine schlimmere Lage als zuvor geraten, wenn man ihm zu größerer Kraft und stärkerer Libido verhülfe.

Kapitel XI

Geschlechtschromosomen und Mosaikbildung

Wie wir gesehen haben, sind Mosaikbildungen auf chromosomaler Grundlage bei einem Individuum dadurch gekennzeichnet, daß der Körper aus zwei oder mehr relativ leicht nachweisbaren Stammlinien von unterschiedlicher Chromosomenkonstitution aufgebaut ist, die in dem betreffenden Individuum ihren Ursprung haben. Dieser Zusatz ist nötig, um die Mosaikbildung von der Chimäre zu unterscheiden, bei welcher Zell-Linien vorliegen, die von einem anderen Individuum herrühren. Ein einfaches, wenn auch künstliches Beispiel einer Chimäre wäre ein Individuum mit erfolgreich transplantiertem Organ eines Spenders. Es gibt jedoch auch Fälle von natürlicher Chimärenbildung. So kann es sein, daß Vorläufer von Blutstammlinien bei dizygotischen, nicht-identischen (diskordanten) Zwillingen während der Entwicklung von einem Fetus in den anderen gelangen. Da der Fetus eine fremde Zelle nicht als solche „erkennt" und durch Immunreaktion zerstört, vermögen derartige Zellen „Wurzeln zu fassen", indem sie eine Stammlinie für sich aufbauen. Hier liegt dann definitionsgemäß keine Mosaikbildung vor.

Zur Mosaikbildung (wenn wir hier einmal von der normalen Stammlinienbildung im weiblichen Geschlecht auf Grund von zwei erblich verschiedenen X-Chromosomen absehen; vgl. Kap. 1) gehört die fehlerhafte Verteilung von Chromosomen während einer oder mehrerer Zellteilungen im Anschluß an die Entstehung der Zygote. Fehler während der Meiose ergeben nur einen Zellstamm, wenn es während der ersten zygotischen Teilung wie in allen darauf folgenden zu regelmäßiger Aufspaltung und Wanderung der Chromosomen kommt. Bei abnormer Chromosomentrennung und -verteilung in der ersten zygotischen Teilung (Abb. 15 A) entstehen zwei Zell-Linien. Vorausgesetzt, beide entwickeln und vermehren sich gleich gut, so weist das betreffende Individuum in seinem Körper beide Zellpopulationen zu gleichen Teilen auf. Kommt es jedoch zu ungleicher Chromosomenverteilung in einer der Stammlinien erst nachdem der Fetus bereits einen Teil seiner Entwicklung durchlaufen hat, so wird nur ein geringer Anteil seiner Körperzellen abnorme Chromosomensätze aufweisen. Es können demnach Mosaikbildungen verschiedenen Grades vorliegen.

Sicherlich ist es nicht abwegig, wenn wir uns vorstellen, daß auch unser Körper in gewissem Maß ebenfalls ein Mosaik ist. Man kann sich sehr wohl denken, daß im Verlauf der Myriaden von Teilungsschritten, denen wir das Wachstum unseres Körpers verdanken, doch gelegentlich ein Fehler unterläuft. Wir wissen nichts darüber, wieviele normale Individuen unter uns Mosaikbildungen sind, es sei denn, man stellte umfangreiche Analysen hierüber an. Um sie als Mosaikbildungen zu erkennen, müßten wir sie zuvor als solche ermitteln, und die Ermittlung ihrerseits erfolgt, weil wir sie als abnorm erkennen.

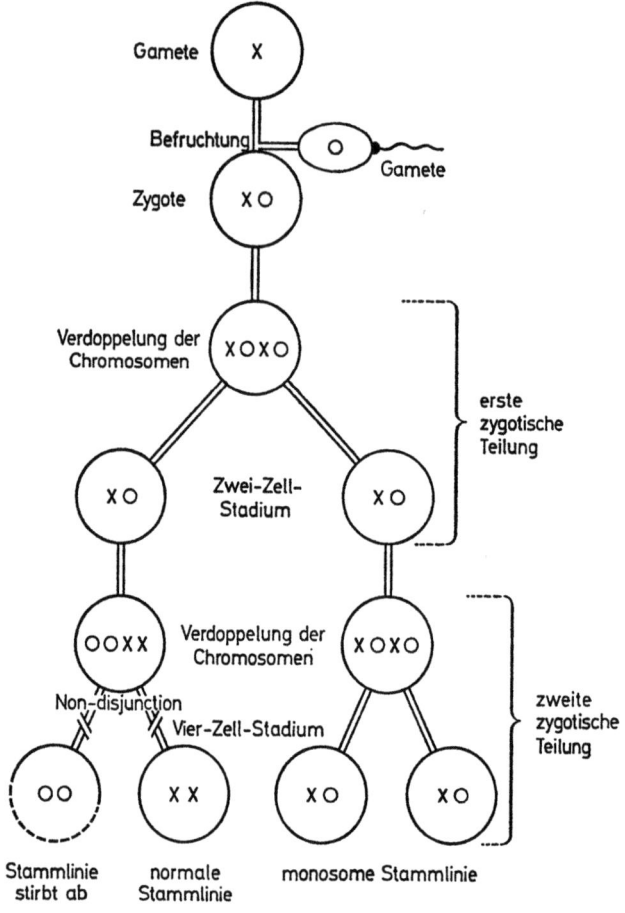

Abb. 74. Partielle Korrektur einer Anomalie durch Mosaikbildung. Die Zygote ist XO. Bei der ersten Zygotenteilung ergeben sich zwei Zellen mit XO. Während der nächsten Teilung kommt es in einer der Zellen zu Non-disjunction, so daß OO- und XX-Zellen entstehen. Falls die OO-Zellen absterben, verbleibt ein Mosaik aus XX/XO. Bei derartigen Individuen kann sich eine modifizierte Form des Turner-Syndroms entwickeln oder sie können sogar fertil sein

Autosomale Mosaikbildungen scheinen sich bei Lebenden nur selten vorzufinden. Die Gründe hierfür können ebenso im Absterben autosomal aberranter Stammlinien wie auch in der Seltenheit fehlerhafter autosomaler Teilungen als solchen liegen. Möglicherweise spiegelt sich in der Häufigkeit geschlechtschromosomaler Mosaikbildungen deren geringerer Letaleffekt gegenüber den betreffenden Stammlinien wider, die sich ja auch für das Individuum als Ganzes nicht im gleichen Umfang letal auswirken wie autosomale Anomalien. Praktisch jeder Satz von Geschlechtschromosomen, der für sich allein festgestellt wurde, fand sich auch in Verbindung mit einer oder mehreren Zell-Linien veränderter Geschlechtschromosomen-Konstitution.

Bei Individuen mit Mosaikbildungen kann sich eine Anomalie — möglicherweise in quantitativer Abhängigkeit von den Anteilen normaler und aberranter Zellen — entweder in ihrem vollen Umfang oder auch in entsprechend geringerem Maß manifestieren. Dazu kommt, daß ein kleinerer Verband anomaler Zellen innerhalb des untersuchten Gewebes der cytogenetischen Feststellung entgehen kann. Die primäre Fehlentwicklung der Ovarien in Verbindung mit der XX-Konstitution könnte man damit erklären, daß eine XO-Linie zwar vorhanden ist, jedoch bisher nicht nachgewiesen werden konnte.

Mosaikbildungen müssen sich nicht in jedem Fall ungünstig auswirken. Jedenfalls sind aber Unregelmäßigkeiten bei der mitotischen Chromosomenverteilung und -wanderung durchaus imstande, stärkere Störungen hervorzurufen. Abb. 74 möge das demonstrieren. Wir gehen von einer weiblichen Gamete mit einem X-Chromosom aus. Das sie befruchtende Spermium soll jedoch kein Y-Chromosom enthalten, und es entsteht eine XO-Zygote. Vorausgesetzt, daß weitere fehlerhafte Teilungen ausbleiben, fände sich der abnorme Chromosomenbestand in sämtlichen Körperzellen, und es entwickelte sich ein Individuum mit allen Eigenschaften des Turner-Syndroms. Tritt jedoch nach Entstehung der Zygote eine abnorme Teilung ein, so könnte es dabei auch einmal zur Bildung einer normalen Stammlinie kommen, wodurch die cytogenetischen Voraussetzungen für die klinische Störung teilweise aufgehoben wären.

Mosaikvarianten beim Turner-Syndrom

Es ist unmöglich, hier sämtliche abgeänderten Zell-Linien aufzuführen, die vorkommen können und selbst die bereits beschriebenen wären noch zu zahlreich. So müssen wir es bei einigen wenigen Beispielen bewenden lassen.

Beim Turner-Syndrom bildet — nach XO — das XX/XO-Mosaik die am häufigsten anzutreffende Chromosomenkonstitution. Einige dieser Fälle lassen sich vielleicht nicht von denen mit einheitlich aberranten Zellen unterscheiden, jedoch ist im großen und ganzen das Ausmaß der Störungen hierbei doch geringer. Ein XX/XO-Individuum kann bei normal funktionierenden Ovarien sogar fertil sein.

Es sind auch Fälle von XO/XXX-Mosaikbildung bekannt geworden, und deren Trägerinnen wiesen dabei Gonadendysgenesie auf. In einem solchen Fall war gestauchter Wuchs zu beobachten, der ein wesentliches Merkmal des Turner-Syndroms bildet. Dieser Hinweis fehlte jedoch in einem anderen Fall, der seinerseits durch Fehlen der Vagina und vermutlich auch des Uterus gekennzeichnet war.

In verschiedenen Fällen wurde auch Mosaikbildung auf Grund dreifacher Stammlinien — XO/XX/XXX — verzeichnet. Drei dieser Individuen zeigten das Turner-Syndrom, in einem weiteren Fall handelte es sich um eine normale Frau und schließlich noch um ein Kind mit Megacolon congenitum (Hirschsprung).

In einem Fall von Turner-Syndrom ließen sich auch Mosaikbildungen mit einem durch Deletion verkürzten X-Chromosom nachweisen. Die gefundene cytogenetische Anomalie wäre als XX/X^x-Mosaik zu bezeichnen.

Im allgemeinen führen Mosaikbildungen unter Beteilung von XO (oder X^x) zur Anlage des Turner-Syndroms mit unterschiedlicher Ausprägung.

Mosaikvarianten beim Klinefelter-Syndrom

Die XXY-Konstitution als cytogenetisches Kennzeichen des Klinefelter-Syndroms war noch nicht lange festgestellt, als man bereits auf eine Variante der XX/XXY-Konstitution stieß. Unterschiede zwischen beiden blieben auf den Karyotyp beschränkt, so daß das klinische Bild dem der gewöhnlichen XXY-Konstitution entspricht.

Andererseits vermag ein Individuum mit einem XY/XXY-Mosaik, das cytogenetisch dem Normalen näher steht, auch klinisch weniger aberrant zu sein. Hodenatrophie und Sterilität treten hier nicht in allen Fällen auf, wenn sich auch geistige Retardierung vorfinden kann. Ebenso vermag sich aber auch gegenüber dem Bild des regulären Klinefelter-Syndroms kein Unterschied im Hinblick auf Habitus und Sexualfunktion zu zeigen, ein Befund, der möglicherweise in einem stärkeren Anteil an XXY- und einem geringeren an XY-Zellen begründet liegt.

Auch eine dreifache Stammlinie mit XO/XY/XXY wurde aufgefunden. In einem Fall war die Spermatogenese normal, in einem anderen hatte sich das Klinefelter-Syndrom einschließlich Sterilität entwickelt. Komplexe Mosaikbildungen mit XXXY/XXXXY und XXXY/XXXXY/XXXXXY-Konstitutionen sind ebenfalls beschrieben worden und — in Analogie zu den einfachen Stammlinien mit polysomem X — wiesen derartige Patienten nicht nur Agenesie der Hoden sondern auch verzögerte geistige Entwicklung auf.

Wenn man zugrunde legt, daß der Anteil an Zellen mit verschiedenartiger Ausstattung an Geschlechtschromosomen von Fall zu Fall verschieden ist, so entsprechen die aufgefundenen Chromatinmuster durchaus der Erwartung: XX/XXY-Patienten sind geschlechtschromatin-positiv, denn alle ihre Körperzellen enthalten zwei X-Chromosomen. Fälle von XY/XXY-Mosaikbildungen erweisen sich entweder als Barr-positiv oder -negativ. Ein XXXY/XXXXY-Patient war dreifach Barr-positiv, so daß die (n-minus-1)-Regel auch hier gilt.

Echter Hermaphroditismus

Echte Hermaphroditen weisen einen intersexuellen Geschlechtsapparat auf, in dem sowohl Ovarial- als auch Hodengewebe vorhanden ist. In einigen Fällen läßt sich neben einem Ovar ein getrennt angelegter Hoden feststellen, wieder andere weisen kombinierte „Ovotestes" auf. Man könnte sich wohl vorstellen, daß Störungen dieser Art häufig mit Mosaikbildungen einhergehen. Das ist jedoch nicht der Fall. MILLER führt in seinem Bericht über Anomalien der Geschlechtschromosomen acht Fälle von Hermaphroditismus mit Chromosomenanomalien auf. Der Bestand an Geschlechtschromosomen war in jedem dieser Fälle ein anderer. Sechs der Individuen waren Barr-positiv, und fünfmal ließen sich Mosaikbildungen mit einer XX-Stammlinie sowie unterschiedlicher Zahl von X- und Y-Chromosomen in einer oder mehreren weiteren Linien nachweisen. In zwei Fällen fehlte das Y völlig (wenigstens ließ sich keine Linie mit einem Y-Chromosom auffinden). Einmal wurde die Konstitution XX, in einem weiteren Fall XX/XXX ermittelt, und dennoch war hier jedesmal Hodengewebe vorhanden. Ein letzter Fall erwies sich ausschließlich als XY.

Ungleiche „identische" Zwillinge

Um unsere Beschreibung der chromosomalen Störungen zu vervollständigen, müssen wir noch dieses erst kürzlich aufgefundene Paradoxon erwähnen. Wie können monozygote Zwillinge verschieden sein, und wie kann sich diese Verschiedenheit sogar in ihrem phänotypischen Geschlecht auswirken? Diesmal müssen wir die Antwort nicht schuldig bleiben. Nehmen wir einmal an, daß sich in einer XY-Zygote durch Non-disjunction zwei Stammlinien, nämlich eine mit XO, die andere mit XYY bilden. Setzen wir weiter voraus, daß nach eingetretenem Nicht-Trennen eine monozygote Zwillingsanlage entsteht, bei der jeder der beiden Embryonen sich aus einer der beiden Stammlinien, also entweder aus der XO- oder der XYY-Linie aufbaut. Das Ergebnis wären verschiedengeschlechtige eineiige Zwillinge, die bis auf ihr Geschlecht völlig konkordant sein müßten. Einer stellte, wie bei XYY-Individuen üblich, einen in seinen Funktionen normalen männlichen Organismus dar. Der andere Zwilling wäre weiblich, wenn auch mit dem Turner-Syndrom behaftet. Fälle dieser Art sind tatsächlich aufgetreten.

Kapitel XII

Wohin geht der Weg?

In diesem Buch haben wir Störungen dargestellt, die sich beim Menschen durch Abweichungen von der normalen Chromosomenzahl und relativ starke Änderungen der normalen Chromosomenstruktur ergeben. Obwohl diese Störungen erst seit weniger als zehn Jahren bekannt sind, hat man wahrscheinlich mit dem Auffinden und Beschreiben derartig umfangreicher Veränderungen die Grenzen der gegenwärtigen Möglichkeiten erreicht. Die Aufschlüsse, welche diese Untersuchungen bisher vermittelten, sind außerordentlich interessant und klinisch von hohem Wert. Jetzt haben wir einen Punkt erreicht, an welchem die Cytogenetik nicht länger ausschließlich für Forscher aktuell ist. Die Kenntnis der chromosomalen Störungen im Hinblick auf die klinische Diagnose bildet nunmehr mit einen Bestandteil der Patientenbetreuung. In den Krankenhäusern geht man dazu über, Chromosomen-Laboratorien auch dem außerklinischen „Service" zugänglich zu machen. Jedoch hat es den Anschein als ob weitere Erkenntnisse nur mit Hilfe neuer Techniken möglich wären, und wenig spricht dafür, daß man — wenn überhaupt — mit den jetzt eingeführten Methoden weitere Störungen in Verbindung mit gleichbleibenden klinischen Ausprägungen finden wird.

Möglicherweise lassen sich die Methoden der Chromosomenuntersuchung künftig noch verfeinern, so daß man dann auch sehr kleine Strukturfehler erkennen kann und mehr und mehr in der Lage ist, winzige Chromosomenanomalien und klinische Störungen zu koordinieren. Vielleicht kommen wir soweit, beim Menschen, beispielsweise, parazentrische Inversionen festzustellen und sie einem Leiden zuzuordnen. Warum sollten wir nicht lernen, Chromosomenaberrationen aufzuzeigen, die so klein sind, daß sie nur einige wenige Gene — vielleicht sogar nur ein einziges Gen — umfassen? Vielleicht werden neue Färbemethoden entwickelt, die uns derartige Aufschlüsse vermitteln. Möglicherweise könnte die Elektronenmikroskopie von Nutzen sein, obwohl sie bisher klinisch wenig Wertvolles zu unserer Kenntnis der Chromosomen beigetragen hat. Ich glaube, wir dürfen vom Zugang zu winzigen und winzigsten Veränderungen neue Aufschlüsse erwarten.

Das interessanteste und ergiebigste Feld für die Forschung findet sich vielleicht dort, wo es gilt, die Ursachen für die ungleiche Aufteilung der Chromosomen bei der Zellteilung aufzuspüren und die Gründe für Non-disjunction und Deletion festzustellen. Dabei wären einige brennende Fragen zu klären. Wie kommt es, daß sich in manchen Familien eine Neigung zu Chromosomenanomalien nicht nur eines Typus findet? Warum treten, beispielsweise, Mongolismus und E-Syndrom familiär mit 25facher Häufigkeit gegenüber der Erwartung auf? Warum sind Mongolismus und Turner-Syndrom in gewissen Familien häufiger gemeinsam anzutreffen als zufallsmäßig anzunehmen wäre? Besteht eine erbliche Grundlage für das Nicht-Trennen oder andere die Chromosomenteilung und -verteilung betreffende Störungen? Bedeutet die unter Verwandten von Patienten mit chromosomalen Anomalien anzutreffende Wahrscheinlichkeit ungewöhnlicher Hautleistenmuster einen Hinweis darauf, daß ein Gen für Non-disjunction eng gekoppelt mit einem Gen für Hautleistenmuster liegt? In anderen Species ist ein derartiges Gen für Non-disjunction bekannt. Gibt es beim Menschen etwas Ähnliches?

Bei Patienten mit Chromosomenstörungen und ebenso bei deren Verwandten finden sich Autoantikörper gegen die Schilddrüse häufiger als in normalen Familien. Es besteht einiger Grund zu vermuten, daß diese Autoantikörper gegen die Schilddrüse auf Virusinfektionen zurückgehen. Ist es möglich, daß beide, abnorme Chromosomenverteilung wie Autoantikörper, auf der Wirksamkeit von Viren beruhen? Vielleicht ist es so, daß bestimmte Viren in Individuen mit erblichen immunologischen Aberrationen zur Bildung von Autoantikörpern und Chromosomenstörungen führen. Vielleicht sind Viren überhaupt der Schlüssel zu chromosomalen Anomalien. Derartige Annahmen entbehren nicht der Grundlage. Mongoloide erkranken häufiger an akuter Leukämie als normale Individuen der allgemeinen Population. Das muß einen Grund haben. Mehr und mehr beginnt die Vorstellung an Wahrscheinlichkeit zu gewinnen, daß Leukämie, wenn auch nicht direkt durch eine Virusinfektion hervorgerufen, so doch durch diese aktiviert werden kann. Zeigt sich vielleicht hierin eine Verbindung zwischen Mongolismus und Leukämie? Man hat bestimmte Chromosomenanomalien gehäuft und nach Art von Epidemien auftretend, beobachtet. Ist das, was wir in einem derartigen Fall vor uns haben, die Wirkung eines Virus auf die Individuen einer menschlichen Gemeinschaft?

Derartig gehäuft vorkommende chromosomale Anomalien ließen sich durchaus auf noch andere Weise erklären. Könnte nicht die Radioaktivität der normalen Umwelt in einigen Gegenden der Erde stärker sein als in anderen? Könnten nicht Untersuchungen der Umweltstrahlung, vielleicht auch der Intensität kosmischer Strahlung, möglicherweise eine Korrelation mit chromosomalen Störungen ergeben? Wenn man Verkehrsmaschinen mit Überschallgeschwindigkeit entwickelt, die in sehr großen Höhen fliegen, könnte der Sonnenwind für Personal und Passagiere im Hinblick auf Chromosomenanomalien bedeutungsvoll sein. Vielleicht ist jetzt die Zeit gekommen, über derartige Möglichkeiten nachzudenken. Eine sorgfältigere Berechnung der Dosis, wie sie dem Elter eines Patienten anläßlich einer beliebigen diagnostischen Bestrahlung und nicht nur während der Schwangerschaft seiner Mutter, verabreicht worden ist, dürfte zu interessanten Ergebnissen führen. Und wie steht es mit den Fallout-Wirkungen nuclearer Anlagen? Gibt es Gründe zu vermuten, daß jetzt mehr Chromosomenanomalien in Gebieten höchster Fallout-Quoten auftreten? In Indien scheint der Anteil an Chromosomenaberrationen bei Neugeborenen niedriger zu sein als in Schottland. Man hat darauf hingewiesen, daß der Anteil an geschlechtschromatin-negativen Mädchen in Japan höher liegt als bei westlichen Völkern. Wenn das der Fall ist, was könnte der Grund dafür sein? An Neuland für die Forschung fehlt es nicht.

„Ja, mein lieber Watson, damit sind wir dort angelangt, wo die Mutmaßungen beginnen und wo auch der schärfste Geist sich irren kann. Baue sich ein jeder auf Grund der gegenwärtigen Kenntnisse seine eigene Hypothese zusammen, und die Ihre ist dann wahrscheinlich ebenso richtig wie die meine."

The Empty House
ARTHUR CONAN DOYLE

Literaturverzeichnis

Ich muß zugeben, daß ich im Hinblick auf die in diesem Buch enthaltenen Aussagen nicht in jedem Fall fähig wäre, einschlägige Stellen in der Literatur zu zitieren. Vieles wurde aus Gesprächen mit Freunden und Kollegen der Anatomischen Abteilung der Universität von West-Ontario zusammengelesen, und was diese Kenntnisse anbelangt, so vermag ich den Ursprung nicht zu nennen. Wie dem auch sei: die nachstehenden Veröffentlichungen enthalten die meisten meiner Angaben in erweiterter Form. Ich habe die betreffenden Artikel und Bücher als besonders nützlich und klar in der Darstellung empfunden, so daß ich den Leser, der, über den Rahmen dieses einfachen Buches hinaus, nähere Einzelheiten erfahren möchte, gern auf sie verweise.

Mit der Übersetzung erhielt das Buch gleichzeitig ein entsprechendes deutsches Literaturverzeichnis.

Englisch-amerikanisches Schrifttum

Genetik und Cytogenetik in allgemeinen Darstellungen

The cell: Life Science Library. New York: Time Incorporated.
Human chromosomal abnormalities. Editors W. M. DAVIDSON and D. R. SMITH. Springfield, Ill.: Charles C. Thomas.
EGGEN, R. R.: Chromosome diagnostics in clinical medicine. Springfield, Ill.: Charles C. Thomas.
Chromosomes in medicine. Editor J. L. HAMMERTON. Little Club Clinics in Developmental Medicine, Nr. 5. London: Heinemann Medical Books, Ltd.
ROBERTS, FRASER: An introduction to medical genetics. London-New York-Toronto: Oxford University Press.

Hautleistenmuster

CUMMINS, H., and C. MIDLO: Finger prints, palms and soles. New York: Dover Publications Inc.
UCHIDA, I. A., and C. H. SOLTAN: Evaluation of dermatoglyphics in medical genetics. Pediat. Clin. N.Amer. 10, 2 (1963). Philadelphia and London: W. B. Saunders Co.
NORMA FORD WALKER: The use of dermal configurations in the diagnosis of mongolism. Pediat. Clin. N.Amer., May 1958. Philadelphia and London: W. B. Saunders Co.

Mongolismus

BENDA, C. E.: Mongolism. Chap. 16: Medical aspects of mental retardation. Springfield, Ill.: Charles C. Thomas.

HAMMERTON, J. L.: Cytogenetics of mongolism. Chap. 8: Chromosomes in medicine; Little Club Clinics in Developmental Medicine Nr. 5. London: Heinemann Medical Books.
POLANI, P. E.: Cytogenetics of down's syndrom. Pediat. Clin. N.Amer. 10, 2 (1963). Philadelphia and London: W. B. Saunders Co.

Weitere autosomale Anomalien

TAYLOR, ANGELA, and P. E. POLANI: Autosomal trisomy syndromes, excluding Down's. Guy's Hosp. Rep. 113, 231 (1964).
Cri du Chat. Lancet 1, 35 (1965).
SMITH, D. W.: The No. 18 trisomy and D_1 trisomy syndromes. Pediat. Clin. N.Amer. 10, 2 (1963). Philadelphia and London: W. B. Saunders Co.
WEBER, W. W., P. MAMUNES, R. DAY, and PHEBE MILLER: Trisomy 17—18 (E), studies in long term survival with report of two autopsied cases. Pediat. 34, 533 (1964).

Geschlechtschromosomen und -Anomalien

BARR, M. L., and D. H. CARR: Nuclear sex. Chap. 6: Chromosomes in medicine; Little Club Clinics in Developmental Medicine Nr. 5. London: Heinemann Medical Books.
MACLEAN, N., D. G. HARNDEN, W. M. COURT BROWN, J. BOND, and D. J. MANTLE: Sex chromosome abnormalities in newborn babies. Lancet 1, 286 (1964).
MILLER, ORLANO J.: The sex chromosome anomalies. Amer. J. Obst. Gynec. 90 (2), 1078 (1964).
OVERZIER, C.: Intersexuality. London and New York: Academic Press.
POLANI, P. E.: Sex chromosome anomalies in man. Chap. 7: Chromosomes in medicine; Little Club Clinics in Developmental Medicine Nr. 5. London: Heinemann Medical Books m.b.H.

Deutsches Schrifttum

EBERLE, P.: Die Chromosomenstruktur des Menschen in Mitosis und Meiosis. Jena: VEB Gustav Fischer 1966.
FUHRMANN, W.: Taschenbuch der allgemeinen und klinischen Humangenetik. Stuttgart: Wiss. Verl. GmbH. 1965.
PFEIFFER, R. A.: Karyotyp und Phänotyp der autosomalen Chromosomenaberrationen beim Menschen. Stuttgart: Gustav Fischer 1968.
RIEGER, A., u. R. MICHAELIS: Chromosomenmutationen. Jena: VEB Gustav Fischer 1967.
STERN, C.: Grundlagen der Humangenetik. 2. Aufl. Jena: VEB Gustav Fischer 1967.
VOGEL, F.: Lehrbuch der allgemeinen Humangenetik. Berlin-Göttingen-Heidelberg: Springer 1961.
ZABEL, R.: Chromosomenstudien bei Intersexualität. Jena: VEB Gustav Fischer 1966.

Sachverzeichnis

Die *kursiven* Seitenzahlen weisen auf ausführliche Besprechung im Text hin.

Acetabular-Winkel *55*
Adenosintriphosphat (ATP) 2
Affenfurche s. Vierfingerfurche
Akrozentrisch s. Chromosomen
Alter, mütterliches
—, D_1-Trisomie-Syndrom 88
—, E-Trisomie-Syndrom 91
—, Katzenschrei-Syndrom 94
—, Mongolismus 48—49
Anaphase, meiotische *16*, 17—*18*
—, mitotische 20—21
—, verzögerte 26
Armbandfurche 42
a-t-d-Winkel *39*
— s. Triradius, axialer
ATP s. Adenosintriphosphat
Autosomen 9—14
—, Anomalien 44—96
— —, D_1-Trisomie-Syndrom 85—*88*
— —, E-Trisomie-Syndrom 89—*92*
— —, Katzenschrei-Syndrom *94*
— —, Mongolismus 66, 67, 69—74

Barr-Körper 2, 6, 7, 8, *101*, *102*, 120
Beugefurchenmuster *42*, *43*
—, D_1-Trisomie-Syndrom 87
—, E-Trisomie-Syndrom 91
—, Mongolismus 64—65
Blutkörperchen 3
Bonnevie-Ullrich-Syndrom s. Turner-Syndrom
Boten-RNS (Messenger-RNS) 5, 101

Centromer 10, 15, *23*, 24
Chiasmata *16*, 17
Chromatiden 10, *16*
Chromatin, Geschlechts- 2, 6, *101*—104
— s. a. drumsticks

Chromosomen 3—14
—, akrozentrische 10
—, anaphasisches „Nachhinken" 26
—, Anomalien 22—33
—, Aufbau 3—*5*
—, Deletion *23*, 24
—, Geschlechts- s. dort
—, Inversion *23*—24
—, Iso- *25*—26
— -länge 11
—, metazentrische 10
—, Mosaikbildung 30—*31*—33
—, Nicht-Trennen (Non-disjunction) 27, 28, 29, 30
—, Philadelphia- 54
—, Ring- 24
—, Teilung s. Meiose, Mitose
—, Translokation *23*, 24, 25
—, Zahl 9
Code, genetischer 3—6, 101
Colchicin 10, 17
Cytosin 4

D_1-Trisomie-Syndrom 85—89
—, Alter, mütterliches 88
—, Beugefurchenmuster 87
—, Bild, klinisches *86*
—, Häufigkeit 89
—, Hautleisten 87
—, Karyotyp *88*
Deletion *23*, 24
—, Katzenschrei-Syndrom *94*
—, Turner-Syndrom 120
Denver Konvention 12
Dermatoglyphen s. Hautleistenmuster
Desoxyribonucleinsäure (DNS) 3—6, *103*, 104
Diakinese s. Meiose
Digital-Index *59*

Diplotän s. Meiose
Down-Syndrom s. Mongolismus
„drumsticks" 8, 102

Epicanthusfalte 52
E-Trisomie-Syndrom 89—92
—, Beugefurchenmuster 91
—, Bild, klinisches 89, 90
—, Häufigkeit 89
—, Hautleisten 91
—, Karyotyp 92
—, Schaukelstuhlfüße 90

Fallotsche Tetralogie 54
Fehlentwicklung der Ovarien, primäre 123—124
Feminisierung, testikuläre 124—128
—, Behandlung 126
—, Bild, klinisches 127, 128
—, Karyotyp 124
Fibroblasten-Kultur 10
Fingerbeermuster s. Hautleistenmuster
Flügelfell s. Turner-Syndrom

Geschlechtsbestimmung 99—101
Geschlechtschromatin 8, 102
Geschlechtschromosomen 6—9, 97—99
—, Anomalien 108—111
— s. Fehlentwicklung der Ovarien
— s. Fehlentwicklung, testikuläre
— s. Klinefelter-Syndrom
—, Mosaikbildung 139—143
— s. Polysomie des X-Chromosoms
— s. Turner-Syndrom
Gestagen 122
Gewebekultur 9—10
Glucose-6-phosphatdehydrogenase 7, 104
Mongolismus 55
Golgi-Apparat 2
Gonaden-Dysgenesie 112
—, „reine" 124
Großzehenbereich s. Hautleisten
Guanin 3—4

Hallux s. Hautleisten
Hämoglobin 3
Handflächenmuster s. Hautleisten
Haploid 19

Hautleistenmuster (Dermatoglyphen) 34—43
—, a-t-d-Winkel 39
—, D_1-Trisomie-Syndrom 87
—, E-Trisomie-Syndrom 91
—, Fingerbeermuster 34, 35—37, 38
—, Fußsohlen 40—41, 42
—, Handflächen 38, 39, 40
—, Mongolismus 58—65
Hermaphroditismus 143
Heteropyknose 7—9
— s. Lyon-Hypothese
Hypophysenhormone, Klinefelter-Syndrom 134
—, Turner-Syndrom 117

Ileum-Winkel 55
Interphase 18, 20, 101
Inversion, parazentrische 23—24
—, perizentrische 23—24
Isochromosomen 25—26, 75

Karyotyp 13
Katzenschrei-Syndrom 92—95
—, Bild, klinisches 92, 93, 94
—, Hautleisten 93
—, Karyotyp 94
Klinefelter-Syndrom 132—138
—, a-t-d-Winkel 134
—, Behandlung 137—138
—, Bild, cytogenetisches 134, 135
—, —, —, Variante 136
—, —, klinisches 132, 133, 134
—, Häufigkeit 132
—, Hautleisten 134, 137
—, Jod-Spiegel 134
—, Mosaikvarianten 142—143
Knickfurche s. Beugungsfurche

Leptotän s. Meiose, Mitose
Leukämie, akute s. Mongolismus
Leukocyten, Kultur 10
—, polymorphe 8, 9
Lyon-Hypothese 7, 104—105

Meiose 15—19
—, Anaphase 16, 18, 26
—, Diakinese 16, 17
—, Diplotän 16, 17

Sachverzeichnis

Meiose, erste 16
—, Interphase 16, 18
—, Metaphase 16, 18
—, Pachytän 16, 17
—, Prophase 15, 16, 17, 19
—, zweite 18
—, Zygotän 16
Messenger-RNS s. Boten-RNS
Mitochondrien 2
Mitose 19—21
—, Anaphase 20, 21, 26
—, Leptotän 20
—, Metaphase 20, 21
—, Prophase 20
—, Telophase 20
Mongolismus (Down-Syndrom) 44—84
—, Alter, mütterliches 48—49
—, Analyse-Kosten 78
—, a-t-d-Winkel 40
—, Beugefurchen 64—65
—, Bild, klinisches 49—56
—, Cytogenetik 65—67—68
—, Deletion 75
—, Elternberatung 79—83
—, Erbberatung 83—84
—, Erblichkeit 83
—, fragliche Fälle 56, 57
—, Glucose-6-phosphatdehydrogenase 55
—, Häufigkeit 47—49
—, Hautleisten 58—65
—, Isochromosomen 75
— und akute Leukämie 54
— zusammen mit anderen Mißbildungen 78—79
—, Mosaikbildung 77—78
—, Nicht-Trennen 66
—, regulärer 66—68
—, Semi- 56—57, 75—76
—, „de novo"-Translokation 68—69
—, ererbte Translokation 70—71, 72, 73, 74, 75
—, Trisomie-21 66, 67—68
Mosaikbildungen s. Geschlechtschromosomen
— s. Klinefelter-Syndrom
— s. Mongolismus
— s. Turner-Syndrom

Nicht-Trennen 27—30
—, D_1-Trisomie 88
—, E-Trisomie 91
—, Klinefelter-Syndrom 134—135
—, Mongolismus 66
—, primäres 27, 140
—, sekundäres 28
Non-disjunction s. Nicht-Trennen
Nucleolus 2
Nucleus 2

Oestrogen-Therapie 122, 126
— -Feminisierung, testikuläre 122
—, Turner-Syndrom 126

Pachytän s. Meiose
Phytohämagglutinin s. Leukocytenkultur
Polysomie des X-Chromosoms 128—131
—, Penta-X 130
—, Tetra-X 131
—, Triplo-X 129
Prophase s. Meiose, Mitose

Reduktionsteilung s. Meiose
Regeneration 21
Reifeteilung s. Meiose
Retardierung, geistige
— und Geschlechtschromosomen-Anomalie 110—111
—, Klinefelter-Syndrom 132, 135
—, Mongolismus 49—50
—, Turner-Syndrom 118
Reticulum, endoplasmatisches 2
Ribonucleinsäure 3
Ribosomen 2
Ringchromosom 24
RNS s. Ribonucleinsäure

Satelliten 13
Schaukelstuhlfüße 90
Schilddrüsenfunktion, Klinefelter-Syndrom 134
—, Turner-Syndrom 118
Sohlenmuster s. Hautleisten
Stilboestrol s. Turner-Syndrom

Turner-Syndrom 112—123
—, a-t-d-Winkel 116

Turner-Syndrom, klinisches Bild 114, *115*, 117—118
—, Flügelfell 114, *115*
—, im männlichen Geschlecht 122—123
—, Hautleisten 116
—, Jodspiegel 118
—, Karyotyp *119*
—, Mosaikvarianten 141—142
—, Therapie 122
—, Zwillinge, identische, ungleiche 143
Testosteron-Therapie, Klinefelter-Syndrom 137
Tetra-X 128, *131*
— s. X-Chromosom
Thymidin-Markierung von Chromosomen *103*—104
Thymin 3—4
Translokation 23, 24—25
—, de novo 68—*70*
—, „ererbte" 70—*71*
triple-X 108, 128—*129*
Triradius, axialer 38—*39*
—, D_1-Syndrom 87
—, E-Syndrom 91

Triradius, Mongolismus 61
Trisomie s. D_1-Trisomie
Trisomie-18 s. E-Trisomie
Trisomie-21 s. Mongolismus

Vierfingerfurche 42—*43*

X-Chromosom, heteropyknotisches 7
—, Identifizierung 7—9, *103*—104
—, isopyknotisches 7
—, Markierung *103*
—, Mosaikbildung 139—143
—, Penta- 128
—, Polysomie *101*, *102*, 128—*131*
—, Replikation 104
—, Tetra- 128, *131*
—, Triple- 128, *129*

Y-Chromosom 12—*13*, 105—106

Zelle 2
Zellteilung s. Meiose
— s. Mitose
Zwillinge, ungleiche, „identische" 143

Erschienene Bände der Heidelberger Taschenbücher

1 Max Born: Die Relativitätstheorie Einsteins
 4. Auflage. Mit 143 Abbildungen. XII, 329 Seiten. 1964. DM 10,80
2 K. H. Hellwege: Einführung in die Physik der Atome
 2. erweiterte Auflage. Mit 80 Abbildungen. VIII, 162 Seiten. 1964. DM 8,80
3 Wolfhard Weidel: Virus und Molekularbiologie
 2. erweiterte Auflage. Mit 26 Abbildungen. VIII, 160 Seiten. 1964. DM 5,80
4 L. S. Penrose: Einführung in die Humangenetik
 Mit 32 Abbildungen. VIII, 121 Seiten. 1965. DM 8,80
5 Hans Zähner: Biologie der Antibiotica
 Mit 68 Abbildungen. VIII, 113 Seiten. 1965. DM 8,80
6 Siegfried Flügge: Rechenmethoden der Quantentheorie
 3. Auflage. Mit 30 Abbildungen. X, 281 Seiten. 1965. DM 10,80
7/8 G. Falk: Theoretische Physik I und I a
 auf der Grundlage einer allgemeinen Dynamik
 Band 7: Elementare Punktmechanik (I). Mit 29 Abbildungen. X, 152 Seiten. 1966. DM 8,80
 Band 8: Aufgaben und Ergänzungen zur Punktmechanik (I a). Mit 37 Abbildungen. VIII, 152 Seiten. 1966. DM 8,80
9 Kenneth W. Ford: Die Welt der Elementarteilchen
 Mit 47 Abbildungen. XII, 242 Seiten. 1966. DM 10,80
10 Richard Becker: Theorie der Wärme
 Mit 124 Abbildungen. XII, 320 Seiten. 1966. DM 10,80
11 P. Stoll: Experimentelle Methoden der Kernphysik
 Mit 79 Abbildungen. XII, 178 Seiten. 1966. DM 10,80
12 B. L. van der Waerden: Algebra I
 7. neubearbeitete Auflage der Modernen Algebra
 XII, 271 Seiten. 1966. DM 10,80
13 H. S. Green: Quantenmechanik in algebraischer Darstellung
 VIII, 106 Seiten. 1966. DM 8,80
14 Alfred Stobbe: Volkswirtschaftliches Rechnungswesen
 Mit 17 Schaubildern. XVI, 254 Seiten. 1966. DM 10,80
15 Lothar Collatz/Wolfgang Wetterling: Optimierungsaufgaben
 Mit 38 Abbildungen. XII, 181 Seiten. 1966. DM 10,80
16/17 Albrecht Unsöld: Der neue Kosmos
 Mit 143 Abbildungen. X, 356 Seiten. 1967. DM 18,—
18 Fred Lembeck/Karl-Friedrich Sewing: Pharmakologie-Fibel
 Tafeln zur Pharmakologie-Vorlesung
 VIII, 117 Seiten. 1966. DM 5,80

19 A. Sommerfeld/H. Bethe: Elektronentheorie der Metalle
    Mit 60 Abbildungen. VIII, 290 Seiten. 1967. DM 10,80
20 K. Marguerre: Technische Mechanik
    I. Teil: Statik
    Mit 235 Figuren. VIII, 132 Seiten. 1967. DM 10,80
21 K. Marguerre: Technische Mechanik
    2. Teil: Elastostatik.
    Mit 200 Figuren. VIII, 136 Seiten. 1967. DM 10,80
23 B. L. van der Waerden: Algebra II
    5. Auflage der Modernen Algebra
    XII, 300 Seiten. 1967. DM 14,80
24 Manfred Körner: Der plötzliche Herzstillstand
    Akuter Herz- und Kreislaufstillstand
    Mit 18 Abbildungen. XII, 113 Seiten. 1967. DM 8,80
25 W. Reinhard: Massage und physikalische Behandlungsmethoden
    Mit 52 Abbildungen. VIII, 79 Seiten. 1967. DM 8,80
26 H. Grauert/I. Lieb: Differential- und Integralrechnung I
    Mit 25 Abbildungen. X, 200 Seiten. 1967. DM 12,80
27/28 G. Falk: Theoretische Physik II und II a
    Band 27: Allgemeine Dynamik und Thermodynamik (II)
    Mit 35 Abbildungen. VIII, 220 Seiten. 1968. DM 14,80
    Band 28: Aufgaben und Ergänzungen zur Allgemeinen Dynamik und Thermodynamik (II a)
    Mit 29 Abbildungen. VIII, 170 Seiten. 1968. DM 12,80
30 R. Courant/D. Hilbert: Methoden der mathematischen Physik I
    3. Auflage
    Mit 26 Abbildungen. XIV, 469 Seiten. 1968. DM 16,80
31 R. Courant/D. Hilbert: Methoden der mathematischen Physik II
    2. Auflage
    Mit 57 Abbildungen. XVI, 549 Seiten. 1968. DM 16,80
32 F. W. Ahnefeld: Sekunden entscheiden — Lebensrettende Sofortmaßnahmen
    Mit 63 Abbildungen. VIII, 84 Seiten. 1967. DM 6,80
33 K. H. Hellwege: Einführung in die Festkörperphysik I
    Mit 98 Abbildungen. VIII, 170 Seiten. 1968. DM 9,80
36 H. Grauert/W. Fischer: Differential- und Integralrechnung II
    Mit 25 Abbildungen. XII, 216 Seiten. 1968. DM 12,80
40 M. Neumann: Kapitalbildung, Wettbewerb und ökonomisches Wachstum
    Mit 23 Abbildungen. XII, 206 Seiten. 1968. DM 9,80
41 G. Martz: Die hormonale Therapie maligner Tumoren
    XI, 82 Seiten. 1968. DM 8,80
42 W. Fuhrmann/F. Vogel: Genetische Familienberatung
    Mit 27 Abbildungen. VIII, 98 Seiten. 1968. DM 8,80

Bitte Gesamtverzeichnis der Reihe anfordern!

MIX
Papier aus verantwortungsvollen Quellen
Paper from responsible sources
FSC® C105338

If you have any concerns about our products,
you can contact us on
ProductSafety@springernature.com

In case Publisher is established outside the EU,
the EU authorized representative is:
**Springer Nature Customer Service Center GmbH
Europaplatz 3, 69115 Heidelberg, Germany**

Printed by Libri Plureos GmbH
in Hamburg, Germany